¡Hola, ansiedad!

¡Hola, ansiedad!

Las claves para comprenderla, transformarla y dejar de sufrirla

NÚRIA GABERNET I DÍAZ

Traducción de Josep Escarré

PAIDÓS

Obra editada en colaboración con Editorial Planeta - España

Bajo el sello editorial PAIDÓS M.R.
Avenida Presidente Masarik núm. 111,
Piso 2, Polanco V Sección, Miguel Hidalgo
C.P. 11560, Ciudad de México
www.planetadelibros.com.mx
www.paidos.com.mx

Primera edición impresa en España: marzo de 2023
ISBN: 978-84-1344-221-1

Primera edición impresa en México: abril de 2024
ISBN: 978-607-569-696-6

Impreso en los talleres de Impregráfica Digital, S.A. de C.V.
Av. Coyoacán 100-D, Valle Norte, Benito Juárez
Ciudad De Mexico, C.P. 03103
Impreso en México - *Printed in Mexico*

Sumario

Nota de la autora

Si hay una palabra que me ha acompañado a lo largo de mi vida ésa es, sin duda, «ansiedad». Cuando era pequeña ya conocía esa sensación que se metía en mi cuerpo. A veces se quedaba sólo un rato y otras durante períodos más largos, de manera intensa o como un ruido de fondo. Pero de una u otra manera, siempre estaba presente.

El cambio de escuela en la adolescencia me obligó a salir de mi barrio y de mi pequeño mundo, conocido y seguro, para adentrarme en la «gran ciudad». Fue entonces cuando sufrí por primera vez ataques de pánico, con algún episodio de agorafobia. Aunque tuvieron un carácter leve, puntual y nunca me impidieron llevar a cabo mi actividad habitual, no desaparecían del todo, lo que me empujó un tiempo después a visitar a un psicólogo que seguramente no resultó ser la persona acertada: bastaron tres sesiones para darme cuenta de que no era lo que estaba buscando. Pero la ansiedad generalizada persistía. No podía dejar de sufrir y eso me generaba un profundo malestar.

Empecé a leer por mi cuenta libros de autoayuda y también utilicé los primeros buscadores de internet. Siempre he tenido interés por conocer cómo somos y cómo funcionamos. Quizá por eso estudié Biología, especializándome en la rama humana o biomédica y, posteriormente, Psicología.

A los veintitantos años descubrí el mundo de la Danza Movimiento Terapia. A raíz de eso conocí a Glòria quien, actualmente, sigue siendo mi terapeuta. Más o menos en esa época me topé también por casualidad con Jorge, un psicoterapeuta argentino afincado en Barcelona con quien asistí a talleres grupales durante un par de años. Él me ayudó a centrar la atención en el aquí y ahora, y me introdujo en la práctica de los 5 Ritmos, una meditación en movimiento que transformó mi vida.

Poco a poco, me fui adentrando en las causas de mi ansiedad. Paralelamente, comprendí que también tenía una función, al igual que cualquier otro síntoma.

A estas alturas, tras años de autoobservación y de descubrimiento interior, no puedo afirmar que no tenga ansiedad. Decir esto sería engañarte. Es más, estoy segura de que me acompañará a lo largo de mi vida, sobre todo en determinados momentos —y, de hecho, está bien que así sea—. Lo que sí puedo decirte es que los episodios son cada vez menos frecuentes y menos intensos. Ahora, cuando aparece, la observo, la escucho... En definitiva, dejo que actúe e intento descifrar el mensaje que me manda y comprender su motivo, sin el sufrimiento y la lucha que me provocaba años atrás. Y es que con el tiempo he entendido que la ansiedad no es sino la forma que tiene el cuerpo de comunicarse conmigo, de protegerme y de decirme que debo prestar atención a algo que me está pasando en ese momento.

El libro que tienes en tus manos es el resultado de años de exploración y de investigación personal, de mis estudios y conocimientos adquiridos en relación con este tema, que ha impulsado gran parte de mi vida; pero también —y sobre todo— de mi experiencia. Quiero compartir contigo lo que me ha resultado útil para situar la ansiedad en el lugar que se merece, y por encima de todo pretendo ayudarte a reconciliarte con ella y a que establezcáis una relación más amigable, lejos de la culpabilidad y del sufrimiento que a menudo la acompañan. Me gustaría que estas páginas te sirvieran para darte cuenta de que la ansiedad no es tu enemiga, sino todo lo contrario: está ahí para que mejores tu vida y para conducirte hacia la felicidad y el bienestar; para que comprendas que cuando dejas de rechazarla, tu vida se transforma, y que en muchas ocasiones, para que desaparezca, basta con prestarle atención y hacerle caso.

Vivir de cara a la ansiedad, sin rehuirla, es muy diferente de ponerse en su contra. Cuando la observas con curiosidad y dejas de luchar contra ella, se convierte en una experiencia íntima, personal, sanadora y reveladora.

La información que encontrarás a lo largo de estas páginas puede ayudarte tanto si eres una persona que padece ansiedad de forma puntual, como en aquellos casos en los que se ha convertido en un trastorno crónico. Sea cual sea tu historia, tu experiencia y el momento en el que te encuentres ahora mismo, deseo que disfrutes de esta aventura y de todo lo que pueda aportarte. Ojalá al terminar la lectura puedas decir: «¡Hola, ansiedad! ¡Bienvenida!».

Este libro es para ti si:

- Padeces ansiedad, del grado que sea.
- La vives como un problema que interfiere en tu vida o que la limita.
- Te gustaría hacerla desaparecer.
- Observas pensamientos recurrentes que te perturban.
- Vives en un estado de alarma y no sabes cómo activar la calma.
- Quieres entender por qué y para qué te sientes así.
- Tienes dificultades para sentir o expresar tus emociones (o alguna de ellas).

- Te cuesta contactar con el deseo y con lo que realmente quieres, más allá de lo que los demás esperan de ti.
- Estás cansado de que sean los otros quienes dirijan tu vida y sientes que ha llegado el momento de recuperar las riendas.
- Y, sobre todo, si estás dispuesto a adoptar una conducta activa en relación con tu vida.

Prefacio

Se calcula que la ansiedad afecta a más del 10 por ciento de la población mundial y que la mayoría de las personas la padecerán en algún momento de su vida, sobre todo las mujeres.

Los problemas de ansiedad, conjuntamente con la depresión (con la que a menudo aparece emparejada), constituyen uno de los desórdenes tachados de «mentales» más comunes en nuestra sociedad, y es una de las principales causas de incapacidad y absentismo laboral. Aunque no todos los casos tienen la misma gravedad, se trata de una patología con tendencia a cronificarse si no se gestiona de manera conveniente, y que puede resultar muy incapacitante. Aparte de los problemas individuales que provoca, la ansiedad, sobre todo en los países desarrollados, se ha convertido en los últimos años en un importante problema de salud pública, que ocasiona un coste de millones de euros anuales en el conjunto de la Unión Europea.

Pero ¿qué es la ansiedad? ¿A qué nos referimos cuando hablamos de ella? Describirla no siempre es fácil, ya que se presenta de formas muy diversas y está sujeta a una gran variabilidad interindividual. No obstante, quienes la han experimentado en algún momento de su vida saben sin duda identificarla cuando aparece.

En términos generales, la ansiedad puede definirse como una reacción psicofisológica que surge cuando nos encontramos ante un peligro o una situación potencialmente amenazante (o que percibimos como tal). Como consecuencia, el organismo se pone en alerta, preparándose para responder o protegerse. En la mayoría de los casos se trata, por lo tanto, de una reacción normal y saludable y que desarrolla funciones importantes para nosotros. El problema aparece cuando, en vez de ser esporádica y puntual, se convierte en una situación prolongada en el tiempo, y también cuando se presenta de forma intensa y extrema. En estos casos, la ansiedad puede llegar a ser una sensación muy paralizante, que anula la capacidad de reacción y de buscar alternativas o soluciones favorables ante una determinada circunstancia, limitando enormemente la vida de quien la padece.

Sea como fuere, este estado de agitación engloba un conjunto de síntomas relativamente diversos que se pueden clasificar en tres grupos: fisiológicos, conductuales y cognitivos. Los síntomas fisiológicos son las sensaciones físicas que experimentamos en el cuerpo como:

- Sensación de falta de aire
- Hiperventilación
- Sequedad de boca
- Palpitaciones
- Taquicardia
- Dolor de cabeza
- Sudoración
- Diarrea
- Meteorismo (acumulación de gases en el tubo digestivo que pueden ir acompañados de espasmos)
- Dificultad para tragar
- Sensación de ahogo o de tener un nudo en la garganta
- Temblor

- Hormigueo
- Molestias gástricas
- Poliuria (orinar de forma frecuente y abundante)
- Dolores musculares

A nivel conductual, la ansiedad puede manifestarse en forma de irritabilidad, miedo, aislamiento, perfeccionismo, conductas de evitación, rituales compulsivos, hiperactividad, etcétera. Y, finalmente, en el ámbito cognitivo suele ir acompañada de pensamientos intrusivos, obsesivos, recurrentes, negativistas y catastrofistas vinculados a peligros o amenazas a menudo irracionales, pero que el sujeto percibe como reales.

Para empezar, debes saber que...

Si estás leyendo este libro, seguramente es porque la ansiedad forma parte de tu vida de una forma u otra, y lo más probable es que quieras librarte de ella. Te adelanto que eliminarla no es el propósito de esta obra; sin embargo, antes de que te adentres en los contenidos del libro, te invito a leer este apartado con calma. Se trata de una pequeña cata de lo que encontrarás a medida que avances en su lectura; contenidos clave que puedes recuperar siempre que los necesites y que te ayudarán a aliviar el sufrimiento que puedas estar experimentando en relación con la ansiedad.

- **No estás condenado a tener ansiedad.**
  Este estado tiene un origen multifactorial, lo que significa que son varias las causas implicadas en su etiología. Más allá de la predisposición genética, los agentes ambientales desempeñan un papel muy relevante en la aparición y el desarrollo de la ansiedad. Y es que somos biología (genes), pero también biografía (historia). Comprender esto nos evita caer en posturas deterministas, sobre todo de carácter genético, vinculadas tradicionalmente a los trastornos mentales, que nos llevan a pensar que estamos con-

denados a padecerla durante toda la vida, sin que podamos hacer poco más que medicarnos o resignarnos a sufrirla.

- **La ansiedad no es un rasgo de tu personalidad.** La ansiedad no es una característica de tu forma de ser que ha venido para quedarse, sino que se trata de un estado temporal y, por consiguiente, transitorio y pasajero. Lo que determina tu nivel de ansiedad y la capacidad para hacerle frente son, mayoritariamente, factores que no están escritos en tus genes, como la educación recibida y los aprendizajes que hayas realizado (principalmente durante la infancia y en el entorno familiar), la calidad del sueño o la alimentación. Aunque seas una persona propensa a presentar este tipo de estado, seguro que hay momentos de tu vida en los que no aparece. Imagínatelo sencillamente como olas que van y vienen, que llegan y se van. Esto te ayudará a vivir este tipo de situaciones de forma más relajada.

- **La ansiedad puede disminuir e incluso desaparecer.** Así es, tanto en cuanto se refiere a la frecuencia con la que aparece como a la intensidad de sus episodios. Por eso es necesario que sepas cuáles son los agentes implicados y que adoptes hábitos que te resulten favorables y que te ayuden a disminuirla.

- **La ansiedad tiene un origen y también una función.** Son muchas las causas que pueden predisponernos a padecer ansiedad. Pero más allá de los motivos que pueden explicarla, la ansiedad desarrolla funciones que son muy importantes para nosotros. En esencia, lo que pretende es protegernos de situaciones potencialmente peligrosas o amenazantes y proporcionarnos una información muy valiosa relacionada con nuestra vida.

- **La ansiedad no es el problema.**
  La dificultad surge cuando hay resistencia a sentirla y voluntad de eliminarla o hacerla desaparecer. La ansiedad no es la culpable de tu sufrimiento, sino la forma que tienes de entenderla y de relacionarte con ella. El dolor empieza en la mente, en lo que nos decimos sobre lo que nos pasa o sobre cómo nos sentimos. Al considerar la ansiedad como algo negativo, aparece el malestar y el miedo. Cuando comprendemos que la ansiedad no es mala, sino todo lo contrario, y abandonamos la lucha originada por la pretensión de dejar de experimentarla, la vivencia se transforma: aunque este estado de agitación y sus sensaciones persistan, el sufrimiento desaparece.

- **La ansiedad es una sensación corporal.**
  En definitiva, la ansiedad es un síntoma que se manifiesta en forma de sensaciones corporales. Permitirte sentirla y dejar que se exprese hará que tu forma de vivirla cambie por completo. En vez de resistirte, intenta aproximarte a ella con curiosidad y gratitud.

- **La ansiedad te habla a ti y habla de ti.**
  Este estado aporta información sobre tus miedos y tus experiencias. Te avisa de lo que te perjudica y trata de protegerte. Aunque presenta rasgos que son compartidos entre personas, su forma de manifestarse y el lenguaje con el que se comunica contigo es único y diferencial. Aprender a descifrar esos códigos es, pues, un camino que sólo tú puedes recorrer, por-

que no hay nadie que pueda conocerse mejor y que pueda comprender tu ansiedad tan bien como tú.

- **Cada uno dispone de herramientas propias para gestionarla.**
  Los mecanismos para paliar o gestionar la ansiedad difieren entre los individuos. Con la práctica, mediante la autoobservación y a base de ensayo y error, aprenderás a conocer cuáles son los que a ti te funcionan y a potenciarlos.

- **La ansiedad te indica el camino hacia tu bienestar.**
  En muchas ocasiones, este estado te informa de qué es lo que no funciona en tu vida y de lo que debes cambiar para alcanzar el éxito, entendiendo como tal una existencia genuina, auténtica y satisfactoria, alejada de lo que te perjudica o de lo que, en realidad, no te satisface.

- **La ansiedad no es tu enemiga sino tu aliada.**
  Justamente: no está aquí para darte la lata sino para trabajar contigo, codo con codo, y conducirte hacia una vida mejor. Esto, por supuesto, si tú se lo permites y colaboras con ella. Cambiar la forma con la que nos relacionamos con la ansiedad es un paso esencial hacia la sanación, para dejar de padecerla y para comprender el papel tan importante que desempeña en nuestra vida.

¿Cómo leer este libro?

Espero que toda esta información introductoria, que ampliaremos en las próximas páginas, te sirva para empezar a contemplar la ansiedad con una mirada distinta.

Antes de continuar, quiero que tengas claro que el propósito de este libro no es, como ya se ha dicho, eliminar la ansiedad de tu vida sino aprender a convivir y a relacionarte con ella de otra manera y, sobre todo, a reducir el sufrimiento que la acompaña. Que aparezca está totalmente justificado y es normal en determinadas situaciones. De lo que se trata es de reducir a la mínima expresión ese malestar adicional que se acaba traduciendo en más ansiedad. Esta ansiedad «secundaria», que no es útil ni funcional, es en la que nos vamos a centrar.

¡Hola, ansiedad! se adentra en las bases biológicas y psicológicas de este estado y recoge, partiendo de ahí, distintas formas de abordarlo. Se estructura en tres grandes bloques: el primero, «el porqué», es un recorrido por las principales causas generadoras de ansiedad, con la voluntad de ayudarte a identificar los factores que pueden explicarla en tu caso; el segundo, «el para qué», consiste en un repaso de las funciones que ejerce en nuestra vida; y, en último lugar, en el bloque titulado «Y tú, ¿qué puedes hacer?», conocerás algunas estrategias para paliarla y gestionarla.

Te animo a que leas este libro de forma activa, que te conviertas en el científico de tu propia vida, prestando atención a las sensaciones que experimentas y a los cambios que se dan durante todo el proceso. A lo largo de estas páginas encontrarás preguntas que te interpelan, así como actividades que te ayudarán a profundizar en algunos aspectos. Por eso, no está de más que antes de seguir leyendo **te hagas con un cuaderno o diario**. Te invito a llevarlo siempre encima para escribir en él aquello que consideres oportuno. Te ayudará a tomar consciencia de lo que te aparece y te permitirá recuperar lo que has escrito si más adelante lo necesitas. Elígelo, pues, cuidadosamente ¡porque será tu compañero de viaje durante esta gran aventura!

De manera complementaria, también puede serte de gran utilidad anotar en una agenda o en un calendario un registro de la actividad que llevas a cabo diariamente: desde cuándo menstrúas (si eres mujer en edad fértil) hasta los alimentos que ingieres, las horas y la calidad del sueño, el ejercicio físico que practicas o los episodios que te generan malestar, y que asignes un valor a cada día en función del grado en que la ansiedad ha estado presente (puedes marcarlo con estrellas, con un código de colores o como tú prefieras). Este registro te servirá para establecer posibles relaciones causales entre variables, así como para valorar si la ansiedad sigue unos ciclos (semanales, mensuales, etcétera) o si está relacionada con situaciones o episodios concretos.

Y dicho esto, ahora sí, sin más preámbulos, ¡empezamos!

PRIMERA PARTE

El porqué

Cuando hablamos del porqué nos estamos refiriendo a la causa. «¿Por qué tengo ansiedad?» Ésta suele ser la primera pregunta que nos hacemos cuando ésta aparece.[1]

Las causas de la ansiedad pueden ser múltiples y diversas. Hay cierta tendencia a pensar que tiene un origen genético («porque soy así») o mental («los pensamientos son sus únicos responsables»), pero tras ella se esconden a menudo otros factores de carácter orgánico, biológico o químico. Puede deberse, por ejemplo, a un déficit de nutrientes, a la carencia o al exceso de azúcar, a la falta de horas de sueño o a una alteración hormonal.

En función de dónde se encuentre la causa que la desencadene, clasificaremos el origen de la ansiedad a un nivel:

1. Cuando hablo del porqué —o, más adelante, cuando me centraré en el para qué— de la ansiedad me estoy refiriendo al porqué de las conductas y, por lo tanto, al motivo por el que nos comportamos como lo hacemos o nos sentimos de una u otra forma ante una situación, y no al por qué nos pasa lo que nos pasa. Fíjate en que la atención está puesta en la persona y no en los acontecimientos. Es una diferencia importante y merece la pena que te quede clara.

- Biológico
- Emocional
- Mental

Estos factores no son excluyentes entre sí y, por lo tanto, se pueden presentar de forma simultánea. De hecho, ésta será la situación más habitual. Así pues, en la mayoría de los casos no es fácil saber cuál es su origen real, ya que las consecuencias se acaban manifestando en los tres planos (físico, emocional y mental), independientemente de cuál sea su causa principal.

Aunque cualquier intervención dirigida a mejorar el estado físico, mental o emocional contribuirá a reducir los niveles de ansiedad, identificar en cuál de estos tres planos se origina, es decir, su fuente primaria, nos permitirá abordar el problema de raíz y ser mucho más eficaces en su tratamiento, más allá de gestionar las consecuencias colaterales que se derivan de ella.

A continuación, te guiaré a través de un recorrido por los principales agentes generadores de ansiedad, para que te resulte más fácil identificar su origen. Lo haremos teniendo en cuenta éste orden: 1. cuerpo, 2. emoción y 3. mente. Y es que, en primer lugar, hay que descartar causas biológicas, ya que si ése es el caso y no lo remediamos, las sensaciones físicas asociadas a ella prevalecerán aunque modifiquemos otros aspectos de nuestra vida. Una vez tratados los factores de carácter orgánico, físico o bioquímico, pasaremos a conocer cómo la forma en que entendemos y gestionamos las emociones puede generarnos también mucha ansiedad. Y, finalmente, nos adentraremos en el reino de la mente, el de los pensamientos, en el que se origina el sufrimiento. Todo este conocimiento te proporcionará pistas que te ayudarán a tratar la ansiedad.

Así pues, realizaremos un (auto)diagnóstico de las

causas que nos conducen a la ansiedad de la siguiente manera y en este orden:

1. **Revisando tu biología y la posible existencia de desequilibrios bioquímicos.**
2. **Atendiendo a tus emociones.**
3. **Observando tus pensamientos.**

> En el **Anexo 1** encontrarás un resumen de los principales factores que abordaremos en esta parte y que están implicados en la etiología de la ansiedad, así como un diagrama, el **círculo de la ansiedad**, que te ayudará a establecer un primer diagnóstico aplicado a tu caso.

1

El reino del cuerpo

La explicación más simple es la más probable.

GUILLERMO DE OCKHAM

Cuando hablamos del cuerpo o de la biología nos referimos a las características individuales, que pueden diferir o no entre personas, pero también a aquellas que compartimos con todos nuestros congéneres por pertenecer a la misma especie. En este primer apartado conoceremos los principales factores de carácter biológico que están involucrados en la etiología de la ansiedad, y descubrirás por qué algunas personas tienen mayor tendencia que otras a padecerla.

Factores genéticos y epigenéticos

Hablar de biología es, en primer lugar, hablar de genes, y en este contexto es inevitable formularse la siguiente pregunta: ¿estamos genéticamente predeterminados para tener ansiedad?

A principios de siglo, científicos españoles descubrieron que personas con diferentes tipos de trastornos de ansiedad (ataques de pánico, agorafobia, fobia social, etcétera) presentaban una mutación en el cromosoma 15 (que llamaron CUP25), que en la mayoría de los casos iba acompañada de otro síntoma: la laxitud articular.

A pesar de estos descubrimientos, que tengas una predisposición genética a sufrir ansiedad porque presentas esta alteración cromosómica o cualquier otra no significa que acabes desarrollando un trastorno a lo largo de tu vida. Actualmente, sabemos que la contribución genética a este hecho es ínfima si la comparamos con la influencia que ejercen otras variables de carácter no genético, como el entorno o el estilo de vida. De hecho, lo que acabará ocasionando que la ansiedad se manifieste de una forma o de otra, con mayor o menor intensidad y en un momento u otro de la vida, dependerá de la combinación de una serie de factores, algunos genéticos, sí, pero mayoritariamente ambientales, dependientes del contexto, y estrechamente vinculados a la historia personal de cada uno.

Así pues, podemos afirmar con rotundidad que, en este caso, **la genética predispone pero no determina** la aparición del síntoma.

Aparte de estas alteraciones genéticas, investigaciones recientes han revelado que el contacto físico con la madre o el padre durante la infancia y otras experiencias vitales tempranas, así como el estado de la microbiota (que está condicionado por el tipo de parto o de lactancia, pero también por el tipo de alimentación), son elementos que ejercen una influencia más que considerable a la hora de explicar la mayor o menor predisposición de una persona a padecer ansiedad. Se trata de agentes epigenéticos —*epi*, del griego, significa por encima—, es decir, de causas no genéticas que regulan la expresión de determinados genes.

Estamos programados epigenéticamente para la ansiedad o para la calma.

No podemos cambiar los genes que tenemos ni tampoco la forma en que nacimos ni el tipo de lactancia o los acontecimientos que tuvieron lugar durante nuestra infancia. Pero déjame decirte —y esto es muy importante que quede claro— que las consecuencias de una historia poco favorable, incluso en los peores supuestos, no deben acompañarte toda tu vida. Aunque estés «programado» epigenéticamente para la ansiedad, puedes reprogramar tu cuerpo para que responda de otro modo. Siempre hay opciones de cambio y mejora. Siempre. Quizá en algunos aspectos lo tengas más difícil que otras personas y necesitarás más tiempo y esfuerzo para revertir una mala programación, pero sea como sea, siempre hay elementos que puedes tener en cuenta que dependen de tus elecciones conscientes y que te ayudarán a dejar de sufrir ansiedad. Es justamente sobre estos factores en los que podemos incidir de adultos, y en los que me centraré en este libro.

Algunos de los agentes epigenéticos tempranos que nos programan para la ansiedad:

- Estrés de la madre durante el embarazo.
- Nacimiento por cesárea.
- Lactancia de fórmula.
- Ausencia de contacto físico durante los primeros años de vida.
- Hechos traumáticos puntuales o situaciones estresantes de larga duración durante la infancia.
- Contexto familiar disfuncional o desestructurado.

Por el contrario, los siguientes predisponen a la calma:

- Embarazo de la madre sin estrés.
- Parto vaginal.
- Lactancia materna.
- Contacto físico de la madre y del padre durante los primeros años de vida.

- Ausencia de hechos traumáticos o factores estresantes de larga duración durante la infancia.
- Contexto familiar afectivo, estructurado y funcional.

El amor y el contacto físico temprano son factores esenciales a la hora de programar el cerebro infantil a favor de la calma y aumentar la tolerancia al estrés durante la infancia y la edad adulta. El amor y el contacto físico sanan. Está demostrado que la estimulación táctil, los abrazos y las muestras de cariño durante los primeros años de vida pueden reprogramar la tolerancia al estrés cuando las condiciones ambientales prenatales o perinatales han sido desfavorables.

La ansiedad desde un punto de vista evolutivo

Aunque cada uno de nosotros tiene una historia individual única que nos hace distintos de los demás, hay algo que nos une con todas las personas del planeta. Se trata de un pasado evolutivo común a partir del cual se han ido forjando nuestros genes.

Hablar de biología es hablar de genética, pero también de herencia y, por lo tanto, de evolución. Los genes que hemos heredado de nuestros padres son el resultado de millones de años de cambios evolutivos. Somos quienes somos porque nuestros genes se han transformado para convertirse en la versión mejor adaptada a unas condiciones y entorno determinados.

Así pues, me gustaría continuar esta aventura viajando a los orígenes de nuestra historia porque, para comprender las causas de la ansiedad y del sufrimiento, omnipresentes en el mundo civilizado moderno, debemos entender quiénes somos, de dónde venimos y cómo funcionamos. Es decir, es necesario conocer nuestra historia desde un punto de vista evolutivo, dado que en biología nada tiene sentido si no es a la luz de la evolución. Y la ansiedad no es una excepción, puesto que lo que la explica es, en muchos casos, el hecho de habernos distanciado de nuestra propia naturaleza como especie.

Y, ¿qué es lo que nos es propio? te preguntarás. Entre otras cosas, y principalmente, **movernos regularmente, comer alimentos reales y de calidad, pasar tiempo en contacto con los elementos naturales (sol, agua, tierra y aire) y un descanso reparador.**

El entorno y las condiciones de vida actuales difieren enormemente de las que nos han acompañado a lo largo de nuestra historia. Hasta hace poco tiempo pasábamos la mayor parte del tiempo al aire libre y el movimiento era imprescindible para nuestra supervivencia. El hambre y la sed nos impulsaban a movernos. Hoy transitamos por gran parte de nuestra jornada sentados en una silla, con la vista fijada en las pantallas y sin movernos en absoluto. Además, acceder a los alimentos nunca había sido tan fácil: ni siquiera es necesario salir de casa, basta con unos cuantos «clics» para que nos dejen la compra en la puerta.

Sin embargo, el sedentarismo y la artificialidad del entorno (con el asfalto y los edificios como grandes protagonistas del mundo occidental) son fenómenos muy recientes en nuestra historia. En realidad, el 95 por ciento de nuestro tiempo como especie lo hemos pasado en ambientes naturales y salvajes. A finales del siglo XIX, la revolución industrial conllevó cambios enormes en nuestra forma de vivir y transformó profundamente el medio en el que nos habíamos desarrollado como humanos, hasta hacerlo irreconocible.

Pero unos pocos cientos de años —ni siquiera unos pocos milenios (si tomamos como referencia la irrupción de la agricultura hace diez mil años, que también implicó profundos cambios en la forma de vivir y de alimentarnos)— no es tiempo suficiente a nivel genético para que podamos adaptarnos a todo lo que supone vivir en entornos modernos. Nuestros cuerpos necesitan millones de años para amoldarse a estos cambios. Esto significa que, aunque vivimos en hábitats artificiales, nuestros genes siguen ajustados a la prehistoria. Por lo tanto, a pesar de que llevamos vidas sedentarias, nuestros cuerpos son totalmente nómadas y necesitan moverse en un entorno natural tanto como el agua y una buena alimentación.

Movimiento, naturaleza y nutrición adecuada constituyen, pues, los cimientos de una buena salud a todos los niveles. ¡La ausencia o la falta de calidad de estos factores predispone a todas las personas a la ansiedad! Si comes mal, si no te mueves ni haces ejercicio, si vives en un ambiente tóxico y contaminado, y pasas la mayor parte del tiempo alejado del medio natural, ya reúnes unas cuantas posibilidades para sentirte mal.

De todo esto hablaremos ampliamente a lo largo del libro, pero de entrada me gustaría que te quedaras con un concepto: **al desconectarnos de nuestra naturaleza, nuestros cuerpos sufren**, y uno de los síntomas más habituales y tempranos con los que nos informan de ello es la ansiedad.

Vivir de forma coherente con la propia naturaleza es condición indispensable e insustituible para gozar de una buena salud y disminuir los niveles de ansiedad. Así pues, si alguno de estos pilares que acabamos de comentar se tambalea, ¡ya sabes por dónde puedes empezar a trabajar!

Éstas son las primeras preguntas que quiero hacerte:

- ¿Cómo te alimentas?
- ¿Cómo y cuánto te mueves?
- ¿Cuánto tiempo pasas en entornos naturales?
- ¿Cómo es tu sueño y cuántas horas duermes?

Responder a estas preguntas te proporcionará las primeras pistas sobre el posible origen de tu ansiedad.

La bioquímica de la ansiedad

Si has llegado hasta aquí, seguro que ya te habrás dado cuenta de que la ansiedad no es únicamente una cuestión mental, sino que también responde a causas biológicas y puede tener un trasfondo químico.

Ahora ya conoces lo que nos une con el resto de personas y los factores que desde un punto de vista evolutivo nos predisponen a padecer ansiedad; seguidamente, conocerás lo que nos hace únicos y diferentes. Nos centraremos ahora en la historia individual y lo haremos elemento por elemento para descubrir si alguno de ellos está involucrado en la etiología de la ansiedad y puede explicarla en tu caso.

Cuando hablo de historia individual me refiero a la genética de cada uno heredada de los padres, pero también a las características del entorno que nos ha acompañado a lo largo de nuestra vida y, en especial, durante los primeros años. Porque, como hemos visto antes en el apartado «Factores genéticos y epigenéticos», actualmente sabemos que el contexto condiciona la biología, así como que éste ejerce su influencia desde antes de que nazcamos, ¡cuando estamos en el vientre de nuestra madre, e incluso antes!

Pero más allá de la predisposición genética o epigenética, hay una serie de sustancias que circulan por nuestro cuerpo que están íntimamente relacionadas con la ansiedad y que pueden explicar su sintomatología. De ello hablaremos a continuación en este apartado.

1. Noradrenalina, adrenalina y cortisol

En situaciones de estrés, el sistema nervioso simpático se activa y el cuerpo responde liberando una serie de hormonas y neurotransmisores que nos preparan para «luchar» o para «huir». Los principales son la noradrenalina, la adrenalina y el cortisol. Se trata de sustancias que se encuentran en concentraciones elevadas en sangre cuando sufrimos episodios de ansiedad.

El estrés puntual no es un problema, pero se convierte en patológico cuando se perpetúa en el tiempo, porque debilita el sistema inmunitario y, por lo tanto, nos hace más vulnerables a infecciones y enfermedades (desde resfriados o alergias hasta trastornos autoinmunes o cánceres), nos predispone a trastornos de índole metabólica (como la obesidad o la diabetes), a problemas digestivos y de la microbiota, a alteraciones endocrinas y del sistema reproductor, así como a un aumento de la hipertensión y del riesgo cardiovascular y, por supuesto, a alteraciones neurológicas. En condiciones de estrés, a nivel conductual pueden aparecer cambios de humor, irritabilidad, dificultad para dormir, tendencia al aislamiento e incluso problemas cognitivos como alteraciones de la memoria y de la capacidad de aprendizaje.

Cuando el sistema nervioso simpático está activado de forma continua, nuestro cuerpo nunca puede relajarse y entra en un estado de hipervigilancia. Todo esto nos predispone a la inflamación, que está vinculada a la mayoría de enfermedades del mundo moderno y altera la microbiota intestinal, que es una de las principales barreras que nos protegen de las infecciones. El sistema inmunológico reduce su actividad puesto que el cuerpo, en ese estado de alerta, prioriza otras funciones. Por eso, después de períodos de estrés tenemos tendencia a resfriarnos o a enfermar.

Por otra parte, la glándula tiroides es extremadamente sensible a los procesos de estrés sostenido, lo cual explica en gran parte por qué cada vez hay más personas que presentan problemas en su funcionamiento, en muchos casos de carácter autoinmune. También en situaciones de estrés nos volvemos más propensos a las infecciones. Un ejemplo de ello son las úlceras gástricas causadas por *Helicobacter pylori* o las cistitis provocadas por *Escherichia coli*.

Por consiguiente, el estrés es uno de los factores que afecta más negativamente a la salud y que debemos aprender a gestionar si no queremos sufrir sus consecuencias.

Sustancias estimulantes como la cafeína pueden contribuir a incrementar la actividad del sistema nervioso simpático y, con ello, el cortisol y los niveles de ansiedad. También aumentan el cortisol dormir poco y mal, abusar de los azúcares y de las harinas refinadas (que provocan disminuciones del nivel de glucosa que el cuerpo compensa produciendo cortisol para mantener los niveles de azúcar en sangre), el tabaco, el alcohol y la deshidratación.

El estrés, un problema del mundo moderno

Está demostrado que el estrés puede provocar cambios epigenéticos en la expresión de determinados genes. Comprender las causas que propician su aparición nos ayudará a reducir su presencia y esto repercutirá, por ende, en una disminución de los niveles de ansiedad.

Ansiedad y estrés a menudo van de la mano. Las situaciones estresantes, sobre todo cuando se prolongan en el tiempo, suelen provocar ansiedad y sufrimiento. **Nuestros cuerpos están preparados para responder a estímulos estresantes cortos, intensos y conocidos.** En realidad, el estrés es un mecanismo fisiológico y, por lo tanto, natural en el reino animal, que nos ha permitido sobrevivir. Es una respuesta automática del sistema nervioso que se activa cuando nos hallamos ante un peligro y que tiene una finalidad muy concreta: movilizar energía para activarnos, para luchar con un depredador o huir de él.

La finalidad del estrés es movilizar energía para activarnos: para luchar o huir.

Pero este mecanismo adaptativo, natural y fisiológico se convierte en patológico cuando el cuerpo está sometido a situaciones estresantes de forma permanente, de modo que lo que originaria y evolutivamente estaba ideado para protegernos y hacer que nos sintamos bien se vuelve en nuestra contra y perjucica nuestra salud. Una vez más, las responsables de esta situación y de los elevados índices de estrés que sufrimos en la actualidad son las condiciones de vida del mundo moderno y la discordancia evolutiva a la que ya nos hemos referido. Y es que los retos a los que debemos hacer frente en la actualidad son totalmente distintos a los de nuestros antepasados *Homo sapiens*: ahora son de poca intensidad, de larga duración y, en la mayoría de los casos, irreconocibles para nuestros genes ancestrales. Se trata de situaciones nuevas ante las cuales nuestros cuerpos no están preparados para responder. Las consecuencias de esto son diversas y la ansiedad es tan solamente una de ellas.

Los factores que pueden conducirnos al estrés son múltiples. Algunos son evidentes, como una separación, una enfermedad, la muerte de seres queridos, una discusión con los jefes, problemas económicos o conflictos no resueltos con la familia, aunque no siempre son tan fáciles de identificar. En muchas ocasiones, los agentes estresantes pueden pasar totalmente desapercibidos para los ojos y para la mente, incluso de quien los padece. Me refiero, por ejemplo, a la presencia de tóxicos ambientales, al ruido del tráfico o al exceso de iluminación artificial, pero también a la ingesta de azúcares, de grasas hidrogenadas o de productos refinados y ultraprocesados. Aunque no te lo parezca, todo esto también genera estrés y ansiedad.

En pocos años hemos transformado totalmente nuestro entorno, separándonos cada vez más de la naturaleza, el medio que en definitiva nos es propio. La información que recibimos hoy es mucho más abundante y variada que la que recibían nuestros parientes prehistóricos. Nos bombardean continuamente con estímulos diversos que nos llegan por distintas vías. Los sonidos, los colores, las formas, los olores, etcétera, no se parecen en absoluto a los que experimentábamos hace unos cientos o miles de años: el ruido de los coches ha sustituido al canto de los pájaros; la iluminación artificial a la luz solar; el asfalto gris al verde de las plantas; las líneas rectas de los edificios a las formas variadas y diversas de la naturaleza, y así un largo etcétera. Las consecuencias de este hecho son diversas y van desde migrañas, alteraciones del sueño y un estado de cansancio y agotamiento permanentes, hasta otras patologías más graves como resultado de la alteración del funcionamiento del sistema inmunitario, metabólico, endocrino, entre otros.

El cuerpo no distingue entre estrés físico, mental o emocional; por eso, los sistemas que se activan si nos viéramos obligados a salir corriendo por la amenaza de un depredador son los mismos que se ponen en marcha frente a situaciones comunes en el mundo moderno. Esto provoca que vivamos en un estado de hipervigilancia y de alerta permanentes, y que movilicemos energía continuamente por si tenemos que salir corriendo. El problema radica en que esta energía, que no liberamos a través del movimiento, queda retenida en el cuerpo, que sigue estático e inmóvil ante el jefe o el compañero que nos agreden, o el ruido incesante, y eso nos predispone a la inflamación crónica y a la enfermedad.

- ¿En qué grado el estrés está presente en tu vida?
- ¿En qué situaciones aparece?
- ¿Te criaste en un ambiente estresante?

Una vez hayas respondido a estas preguntas, intenta identificar los factores estresantes presentes en tu vida haciendo una lista.

Pueden ser elementos ambientales, como el exceso de ruido o una mala calidad de la iluminación artificial; sociales, como tener que hablar en público; económicos; problemas laborales y de salud y situaciones traumáticas, pero también el abuso de sustancias estimulantes como el café o no beber suficiente agua. Anótalos en tu cuaderno.

En el capítulo «Estrategias para reducir y gestionar el estrés» encontrarás un recuadro que te permitirá realizar un diagnóstico más preciso de los factores estresantes que inciden en tu vida, así como una recopilación de las estrategias para gestionarlo.

2. Inflamación crónica de bajo grado

En este caso no se trata de una sustancia en concreto, sino de un proceso que acompaña a la mayoría de enfermedades y trastornos del mundo moderno, que resta energía al cuerpo y que puede favorecer la aparición de la ansiedad. Por eso he querido dedicarle un espacio dentro de este capítulo.

La inflamación es una consecuencia de la estimulación del sistema inmunitario. Cuando éste está activo, existe inflamación, y viceversa: la existencia de la inflamación indica que el sistema inmunitario está activo. De entrada, esto no es malo, sino todo lo contrario. Sin esta respuesta no seríamos capaces de luchar y de combatir patógenos como virus o bacterias que entran en contacto con nosotros y logran acceder al interior de nuestro organismo por diversas vías.

Así pues, la inflamación es necesaria y es la respuesta natural y fisiológica cuando sufrimos una herida, una lesión o nos infectamos con un microbio. El problema se da cuando se convierte en una inflamación crónica, silenciosa, sin fiebre ni enrojecimiento de la piel, sin pus, porque no responde a los supuestos que hemos comentado sino a otras causas.

En la actualidad, sabemos que la mayoría de enfermedades del mundo moderno, que son de carácter no infeccioso, como el cáncer o los trastornos autoinmunes, ocultan una inflamación larga y sostenida en el tiempo. Es lo que se llama inflamación de bajo grado. La obesidad y el sobrepeso cursan también con inflamación. Comer varias veces al día, sin dejar descanso al sistema digestivo, también nos predispone a ello. De hecho, el tejido adiposo (la grasa corporal) actúa como un verdadero órgano endocrino, produciendo, entre otras, sustancias que inflaman al organismo. Adicionalmente, el estrés es, a su vez, una de las principales causas de inflamación crónica, porque actúa favoreciendo la expresión de moléculas proinflamatorias y alterando la barrera y la permeabilidad intestinal, lo que agrava este cuadro.

Estas sustancias inflamatorias, tanto si se producen en el contexto de una infección puntual como en el marco de una inflamación crónica de bajo grado, pasan al torrente sanguíneo, atraviesan la barrera hematoencefálica y llegan al cerebro, avisándolo de esta situación.

Lo que inflama neuroinflama.

Como consecuencia, disminuye la producción de serotonina y de dopamina, dos hormonas que conoceremos más adelante y que están implicadas en el estado de ánimo y en la motivación, con la voluntad de que adoptemos lo que se conoce popularmente como «conducta del enfermo» y que consiste básicamente en aislarse y descansar para recuperar la salud individual, pero también para preservarla colectivamente y no contagiar al grupo. Por eso, cuando estamos enfermos o «inflamados» nos sentimos más apáticos y con menos ganas de relacionarnos.

Un estado de ánimo bajo durante mucho tiempo, con poca motivación y ganas de hacer cosas, cansancio permanente y una tendencia al aislamiento diferente a lo habitual y de forma sostenida son síntomas que pueden ocultar una inflamación de bajo grado. ¡Así pues, presta atención!

Un cuerpo inflamado es un cuerpo desmotivado, cansado y con tendencia a la ansiedad.

Si siempre estás cansado es que hay alguien que te está robando energía. Y ese alguien es el sistema inmunitario, el único capaz de quitarle energía al cerebro. Puede ser como consecuencia del sobrepeso, de infecciones y de otras enfermedades, pero también debido a situaciones emocionales estresantes prolongadas en el tiempo o a alteraciones del sistema digestivo como un aumento de la permeabilidad intestinal o un mal estado de la microbiota. Todos estos estados provocarán cansancio y bajo estado de ánimo, porque activan el sistema inmunitario y restan energía al sistema nervioso.

El estado del sistema digestivo es determinante en los niveles de inflamación del organismo. Se trata de la primera barrera de defensa contra tóxicos y patógenos procedentes del exterior y que nos llegan por vía alimentaria. Por eso es tan importante que lo cuidemos y que nos procuremos una alimentación antiinflamatoria y basada en alimentos reales y de calidad. Y es que cuando el aparato digestivo está inflamado, aparte de otras consecuencias desagradables, también se activan zonas de hipervigilancia del cerebro que aumentan los niveles de ansiedad.

En analítica existen diferentes marcadores que pueden ayudar a valorar de forma indirecta el grado de inflamación de un individuo, como la proteína C reactiva, la velocidad de sedimentación globular en sangre o la zonulina y la antitripsina en heces, que permiten estimar los niveles de permeabilidad intestinal. La grasa visceral y la circunferencia abdominal son también indicadores de una inflamación de bajo grado.

- ¿Cómo es tu peso?
- ¿Cómo te encuentras habitualmente? ¿Tienes ganas de hacer cosas y quedar con gente? ¿O te sientes apático, decaído y tienes tendencia al aislamiento?

3. Serotonina

La serotonina es conocida como la «hormona de la felicidad». Es un neuromodulador fundamental para el sistema nervioso de los humanos. Actúa a nivel de las sinapsis neuronales y por este motivo también se la considera un neurotransmisor.

Su relación con la ansiedad es inversa: niveles bajos de serotonina nos predisponen a sufrir ansiedad y viceversa.

La serotonina ejerce numerosas funciones en la regulación del comportamiento, del estado de ánimo y de las conductas sociales. Se sintetiza a partir del triptófano, un aminoácido esencial que nuestro organismo no puede producir directamente y, por lo tanto, debe obtenerse mediante la alimentación. Lo encontramos en alimentos como el salmón, el pavo, los huevos, las espinacas, las semillas de girasol y de calabaza, los frutos secos (sobre todo las nueces), el plátano o la leche materna.

Se ha comprobado que los elevados niveles de serotonina se relacionan con un mayor estado de bienestar y relajación, y un aumento de la autoestima y de la capacidad de concentración. Los niveles bajos producen hiperactividad, cambios de humor, irritabilidad, preocupaciones obsesivas, insomnio o depresión.

Algunas señales que pueden hacernos pensar en niveles bajos de serotonina son:

- Manos y pies fríos
- Dolores articulares o musculares
- Migrañas
- Insomnio
- Ansiedad y/o depresión

Los niveles bajos de esta hormona pueden deberse a una alimentación deficitaria en triptófano, pero también a la presencia de inflamación y a alteraciones de la microbiota intestinal, ya que gran parte de la serotonina se produce en el colon gracias a bacterias que son capaces de sintetizarla. No obstante, cabe decir que la serotonina generada a nivel intestinal no es capaz de atravesar la barrera hematoencefálica y serán otros factores, como el ejercicio físico, los que favorecerán que el triptófano, precursor de la serotonina y que sí es capaz de traspasar esta barrera, aumente a nivel cerebral. El déficit de estrógenos, como veremos más adelante, ocasiona también un descenso de los niveles de serotonina.

Además, el estrés, dormir poco y mal, el sobrepeso y las alteraciones metabólicas o el gluten también interfieren en la producción de esta hormona, al estimular una ruta alternativa del triptófano, la de la quinurenina. La presencia de estos factores puede explicar los bajos niveles de serotonina aunque tu alimentación sea rica en triptófano.

4. Dopamina

Otra sustancia involucrada en el estado de ánimo es la dopamina. Se la considera el neurotransmisor de la motivación. Nos impulsa a sacar adelante ideas o proyectos y estimula el aprendizaje. Se libera en situaciones placenteras, sobre todo en las que nos provocan placer, y cuando nos falta nos sentimos tristes, apáticos, desmotivados y con tendencia al aislamiento.

También se ha comprobado que la dopamina desempeña un papel importante modulando la ansiedad en diferentes partes del cerebro, como en la sustancia negra o el hipotálamo, que son las zonas donde existe una mayor concentración de neuronas dopaminérgicas. Los niveles bajos de este neurotransmisor se asocian a una mayor probabilidad de sufrir ansiedad social.

Se produce a partir de los aminoácidos **tirosina** y **fenilalanina**. Son alimentos ricos en tirosina el plátano, la manzana, la sandía, los vegetales de hoja verde, el aguacate, la remolacha, las legumbres, los frutos secos, el chocolate negro (el cacao, además, tiene un elevado contenido de triptófano y de polifenoles y flavonoides que nos ayudan a disminuir la ansiedad y a serenarnos), la cúrcuma, las semillas de sésamo, cáñamo o calabaza, las aves de corral, el pescado, los huevos y los productos lácteos de calidad. La fenilalanina está presente en la carne, el pescado, los huevos, la leche materna, los frutos secos (sobre todo almendras), los cacahuetes, los espárragos, los boniatos, las acelgas, las legumbres o la levadura de cerveza.

La vitamina B6 (piridoxina), la vitamina B9 (en forma de folato o de ácido fólico) y el cobre son necesarios para convertir la tirosina en dopamina. Las concentraciones bajas de estas vitaminas aumentan los niveles de ansiedad. Dado que estas sustancias abundan en el reino vegetal, obtendremos más tirosina efectiva si ingerimos frutas, verduras y hortalizas que las contienen en vez de alimentos de origen animal, y al mismo tiempo nos beneficiaremos de las propiedades antioxidantes de estos vegetales.

Se sabe también que los pacientes con depresión presentan niveles elevados de la enzima monoamino oxidasa (MAO), responsable, entre otras cosas, de degradar neurotransmisores como la serotonina y la dopamina. En la naturaleza encontramos **inhibidores de la MAO** en la manzana, los frutos rojos, la cebolla, la canela, el clavo o la nuez moscada.

Los estados inflamatorios, agudos o crónicos, también provocan un descenso de los niveles de serotonina y dopamina.

5. Vitamina B12

La B12 (también llamada cobalamina) es una de las ocho vitaminas que forman parte del complejo vitamínico B. Es esencial para la maduración de los eritrocitos (los glóbulos rojos de la sangre) y para el correcto funcionamiento del sistema nervioso, ya que participa en la síntesis de mielina, una sustancia que envuelve y protege los axones de algunas neuronas y que aumenta la velocidad de transmisión del impulso nervioso. Además, está implicada en el metabolismo celular, sobre todo en la síntesis del ADN, pero también en el metabolismo de los hidratos de carbono, de las proteínas y de los lípidos.

Su déficit, junto con el de ácido fólico (vitamina B9), se relaciona con trastornos neurológicos y psiquiátricos que incluyen la depresión, la demencia o la ansiedad.

Sólo las bacterias y las arqueas tienen las enzimas que son necesarias para fabricar vitamina B12. Ni los hongos ni las plantas ni los animales pueden producirla directamente. Las personas que siguen una dieta omnívora la obtienen a partir de los animales que la han ingerido. Las personas veganas o vegetarianas deben recurrir a la suplementación.

Encontramos vitamina B12 en la mayoría de alimentos de origen animal: el pescado y el marisco, la carne (sobre todo el hígado de vaca), los huevos y la leche y sus derivados. Sin embargo, una vez ingerida, para poder asimilarla y absorberla correctamente necesitamos la presencia de estos dos factores: ácido clorhídrico y factor intrínseco, ambos secretados por las células parietales del estómago. Esto explica por qué los trastornos que cursan con hipoclorhidria estomacal, así como las infecciones por *Helicobacter pylori* o las gastritis crónicas, que destruyen las células parietales, provocan anemia, así como otras alteraciones derivadas del déficit de vitamina B12.

El tabaco, el café, el alcohol, los antiácidos o los anticonceptivos orales pueden interferir en la absorción de esta vitamina.

6. Vitamina D

Ésta es una vitamina liposoluble involucrada en multitud de procesos que regulan el funcionamiento del organismo. Es imprescindible para que podamos absorber calcio y, por lo tanto, tiene un papel esencial en la formación y en la mineralización ósea durante la infancia, pero también en la edad adulta para no sufrir problemas de raquitismo o de osteomalacia. Pero más allá de esta función, que es la más conocida, la vitamina D está implicada en la regulación del estado de ánimo, en el metabolismo de la glucosa, en la salud cardiovascular, en procesos de señalización y comunicación celular y en muchos mecanismos biológicos que regulan la respuesta inmunitaria.

Su déficit se relaciona con una mayor probabilidad de padecer ansiedad, depresión, insomnio, infertilidad, fibromialgia y dolores neuropáticos o musculoesqueléticos. También se asocia a otros trastornos como el déficit de atención con hiperactividad (TDAH), la esquizofrenia, el trastorno bipolar, el comportamiento compulsivo o el autismo.

La vitamina D interviene en la activación de la triptófano hidroxilasa, la enzima responsable de la conversión de triptófano a serotonina. Esto explica su papel en la regulación del estado de ánimo y, en concreto, su relación con la ansiedad y la depresión. Por eso, en invierno, cuando los días son más cortos, somos más propensos a sentirnos tristes o decaídos. Es lo que se conoce como trastorno afectivo estacional, que afecta a un 15 por ciento de la población. Se trata de un fenómeno que se acentúa en los países nórdicos, que pasan meses sin ver la luz del sol. Ésta es la razón por la que estas regiones, a pesar de ocupar las primeras posiciones del mundo en las listas de educación, igualdad, conciliación laboral, derechos sociales y calidad de vida, registran tasas mucho más elevadas de depresión y de suicidio en comparación con otras zonas donde el sol está presente durante todo el año.

Aunque determinados alimentos pueden aportarnos pequeñas dosis de esta vitamina (los huevos, el pescado azul, el queso de oveja y de cabra y las setas, como el shiitake), la exposición al sol es la única forma de obtenerla de forma suficiente. Para que te hagas una idea, un huevo contiene alrededor de 88 UI (Unidades Internacionales) de vitamina D por cada cien gramos, el salmón, unas 670, el queso, 50 UI y el shiitake, 10 UI. Tomar el sol unos veinte minutos al día nos permite fabricar hasta 20.000 unidades de vitamina D, ¡unos niveles que no podemos alcanzar únicamente a través de la alimentación!

La exposición al sol es, pues, imprescindible para que podamos sintetizar vitamina D; si no, lo más probable es que debamos recurrir a la suplementación para conseguir unos niveles adecuados.

7. GABA

El GABA (ácido gamma aminobutírico) es un aminoácido no proteico que se encuentra de forma abundante en microorganismos, plantas y animales. Es el principal neurotransmisor con funciones inhibidoras del sistema nervioso central de los mamíferos. Participa en la comunicación neuronal y tiene efectos ansiolíticos, anticonvulsivos y relajantes. En humanos también regula el tono muscular y el control motor, y está involucrado en la visión y en la conducta del sueño.

Este aminoácido está distribuido ampliamente por todo el cuerpo, aparte del sistema nervioso central. Encontramos receptores del mismo en el sistema digestivo, en la vejiga, en los pulmones, en el hígado, en la piel, en los músculos, en el bazo, en el páncreas y en los órganos reproductores.

Su función principal es regular el comportamiento, la cognición y la respuesta del cuerpo ante el estrés, ya que ayuda a controlar el miedo y la ansiedad al inhibir la actividad neuronal. Por eso se le conoce como el neurotransmisor de la calma y de la relajación.

El GABA no puede atravesar la barrera hematoencefálica. Su síntesis dentro del cerebro se realiza a partir de un aminoácido no esencial, el ácido glutámico (glutamato), y el piridoxal fosfato (una forma activa de la vitamina B6) que actúa como cofactor.

Enfermedades como la esquizofrenia, el trastorno bipolar, la depresión, el Alzheimer, el Parkinson o los trastornos del espectro autista se asocian a niveles bajos de GABA.

Las benzodiacepinas (diazepam, alprazolam, bromazepan, clorazepato, etcétera) son los medicamentos más ampliamente utilizados para el tratamiento de la ansiedad, el insomnio, la epilepsia o los espasmos musculares gracias a sus efectos ansiolíticos, sedantes, hipnóticos, anticonvulsivos y miorrelajantes. Se unen a los mismos receptores que el GABA y potencian su acción inhibitoria. Pero hay muchas formas naturales de aumentar este neurotransmisor. A través de la alimentación, podemos favorecer su producción comiendo productos ricos en ácido glutámico, especialmente huevos, pollo, bacalao del Atlántico, salmón salvaje, queso (sobre todo parmesano), semillas de sésamo, guisantes, tomates, espárragos y frutos secos.

Asegúrate también de proveerte de vitamina B6 en cantidades suficientes, ya que, en caso contrario, el ácido glutámico no puede convertirse en GABA (a continuación, verás cómo puedes obtenerlo mediante la dieta).

Se ha comprobado que el ejercicio físico o el yoga practicados de forma regular aumentan las neuronas gabaérgicas en el cerebro y la concentración de GABA, lo que contribuye a reducir la ansiedad y el estrés. También lo hacen los alimentos probióticos como el kéfir, el yogur, el kimchi o el chucrut, que contienen cepas bacterianas capaces de producir GABA o sus precursores a nivel intestinal.

Y, finalmente, si quieres aumentar los niveles de GABA también tendrás que reducir la cafeína y el alcohol, ya que inhiben la capacidad que tiene de unirse a sus receptores e interfieren en su síntesis.

8. Vitamina B6

La vitamina B6 o piridoxina está implicada en numerosas reacciones que participan en la regulación del estado de ánimo. Hasta ahora hemos visto dos: es necesaria para que la tirosina pueda convertirse en dopamina y para que podamos producir GABA a partir del glutamato. Pero también interviene en el metabolismo de la serotonina, y es muy importante para que podamos absorber vitamina B12 o magnesio. Además, desarrolla otras muchas funciones imprescindibles para disfrutar de una buena salud, porque interviene en la síntesis del ADN y del ARN, participa en la formación de la mielina, contribuye a protegernos del cáncer, favorece la absorción del hierro, aumenta el rendimiento muscular y contribuye al buen funcionamiento del sistema inmunitario.

Se trata de una vitamina hidrosoluble que se elimina a través de la orina y que debemos proveer a diario mediante la dieta. Forma parte de las vitaminas del grupo B y la encontramos en muchos alimentos, especialmente de carácter proteico, sobre todo en el pescado (especialmente sardinas y salmón), la carne, las legumbres, las nueces o los granos integrales.

9. Vitamina C

Aparte de su poder antioxidante y de su papel en la regulación del sistema inmunitario (estimulando la fagocitosis, la actividad de las células Natural Killer (NK) o la formación de linfocitos, entre otras cosas), la presencia de vitamina C (también llamada ácido ascórbico) es necesaria para la síntesis de la serotonina, la dopamina y el GABA. Por eso, las personas con déficit de esta vitamina suelen sentirse fatigadas o deprimidas. Varios estudios indican, además, que contribuye a reducir el estrés, ya que disminuye los niveles de cortisol en sangre y mejora los procesos cognitivos.

Al parecer, las necesidades de esta vitamina aumentan cuando se realiza un ejercicio físico intenso y en las zonas frías. Como en el caso de las vitaminas del grupo B, también es hidrosoluble, se elimina fácilmente a través de la orina y nuestro cuerpo no la almacena. Por eso es necesario que la aportemos diariamente en cantidades suficientes mediante la dieta.

Son especialmente ricos en vitamina C el pimiento rojo y verde, el perejil, las coles de Bruselas, el brócoli, el kiwi, los berros, el limón o la naranja.

10. Magnesio

El magnesio es un elemento natural que favorece la relajación. Por eso, cuando carecemos de él nos volvemos más sensibles al estrés y a la ansiedad, y aparecen problemas de insomnio. También es probable que tengamos rampas musculares, tics faciales, fatiga, vértigo, falta de concentración o irritabilidad.

Se trata de uno de los minerales más abundantes en el organismo después del calcio y del fósforo, y por eso lo requerimos en grandes cantidades. Tiene un papel muy importante en el funcionamiento normal de las células, en la formación de los huesos y de los dientes, en la transmisión de los impulsos nerviosos, en la contracción muscular, en la regulación del sistema inmunitario, en la síntesis de la vitamina D, etcétera. ¡Y es que actúa como cofactor de más de cien enzimas y participa en multitud de reacciones metabólicas que tienen lugar en nuestro interior!

A pesar de su importancia, se calcula que el 70 por ciento de la población tiene déficit de magnesio, como consecuencia, principalmente, del empobrecimiento de los suelos debido a la agricultura intensiva y al uso de productos químicos que disminuyen su calidad, así como al consumo abusivo de azúcares y cereales refinados. Los déficits crónicos se asocian, entre otras cosas, a la hiperexcitabilidad, la apatía, los trastornos neurológicos o los problemas óseos.

Se le considera un relajante natural, porque estimula los receptores del GABA y porque regula los niveles de cortisol y de serotonina, disminuyéndolos o aumentándolos respectivamente.

Las principales fuentes de magnesio a través de la dieta son el cacao, los cereales integrales, los frutos secos (sobre todo las almendras, los anacardos y las nueces de Brasil), las legumbres, el marisco (principalmente los caracoles de mar), los aguacates, las semillas (sobre todo de calabaza), las algas y los vegetales de hoja verde, como las acelgas o las espinacas.

11. Zinc

Este elemento actúa como cofactor en numerosas reacciones del organismo. Tiene un rol esencial en la síntesis del ADN y en la regeneración celular, y participa en el correcto funcionamiento del sistema inmunitario. Un déficit de zinc puede cursar con cuadros de ansiedad y de irritabilidad.

Lo podemos encontrar en alimentos de origen marino como el pescado o el marisco (sobre todo en las ostras), en los frutos secos y en las legumbres.

12. Estrógenos y progesterona

Las hormonas sexuales también desempeñan un papel relevante en la etiología de la ansiedad. Se ha comprobado que los desequilibrios en los niveles de estas hormonas nos predisponen a padecerla. Para gozar de una buena salud hormonal, los niveles de estrógenos y progesterona deben estar en equilibrio. Si no, de una forma u otra, se sufrirán las consecuencias.

Conozcamos cómo afectan estas dos hormonas a nuestro estado anímico con un poco más de detalle.

Los **estrógenos** son unas hormonas típicamente femeninas, aunque los hombres también las producen, si bien en cantidades inferiores, en los testículos, en el tejido adiposo y en las glándulas suprarrenales. En las mujeres tienen un papel esencial en la diferenciación sexual durante la pubertad y el período fértil, ya que regulan el ciclo menstrual. Pero aparte de las funciones relacionadas con la sexualidad y la reproducción, los estrógenos desarrollan otras funciones muy importantes:

- Mejoran el estado de las mucosas.
- Disminuyen la permeabilidad intestinal.
- Favorecen la diversidad de la microbiota.
- Estimulan el sistema inmunitario.
- Nos protegen del sobrepeso.
- Mejoran la sensibilidad a la insulina y a la leptina, la hormona de la saciedad.
- Disminuyen el riesgo de sufrir osteoporosis, diabetes e hipercolesterolemia.
- Regulan la presión arterial.
- Aumentan los niveles de serotonina.
- Benefician la concentración y la memoria.
- Regulan el sueño.

- Disminuyen la ansiedad y favorecen un buen estado de ánimo.
- Mejoran la salud visual.
- Contribuyen a fijar el calcio en los huesos y nos protegen de sufrir osteoporosis y osteopenia, disminuyendo el riesgo de fracturas y otros problemas osteoarticulares.

Durante la época fértil, los niveles de estrógenos en las mujeres varían en función del ciclo menstrual, siendo más abundantes durante la fase folicular, sobre todo entre los días 10 y 14. Se ha visto que cuando descienden los niveles de estrógenos disminuye la serotonina, ocasionando alteraciones del estado anímico, problemas para dormir y de memoria, sequedad vaginal y de la piel, o alteraciones en la temperatura corporal, entre otras cosas. Esto explica algunos de los problemas que sufren las mujeres durante la menopausia. Por otra parte, el exceso de estrógenos activa la producción de cortisol a través del eje hipotálamo-hipofisario-adrenal, al estimular la producción de CRH (hormona liberadora de corticotropina) en el hipotálamo. Así pues, necesitamos tener unos buenos niveles de estrógenos para no padecer ansiedad, lo que significa no tenerlos ni en exceso ni carecer excesivamente de ellos.

El problema es que, en la actualidad, estamos expuestos a multitud de sustancias que nos llegan a través del aire, el agua o los alimentos y que actúan como disruptores hormonales, aumentando la actividad estrogénica, porque se unen a los propios receptores de los estrógenos endógenos, que fabricamos directamente. Se trata de los xenoestrógenos, como el bisfenol, el poliestireno, los ftalatos, el glifosato, el arsénico o el mercurio. Se comportan como tóxicos y podemos encontrarlos en los envases de plástico, en las latas de alimentos, en los muebles, en las pinturas, en materiales antiadherentes, en el hilo dental, en el papel térmico de los tiques, en productos cosméticos, en juguetes, en frutas y verduras no ecológicas tratadas con pesticidas, en herbicidas y un largo etcétera. Así, todo lo que hagamos para reducir la exposición a estas sustancias nos ayudará a mantener una buena salud hormonal.

El exceso de grasa también incrementa los niveles de estrógenos, ya que la aromatasa, la enzima que se encarga de fabricar estrógenos de forma endógena, se encuentra principalmente en las células del tejido adiposo. El cortisol también aumenta la actividad de esta enzima.

Las crucíferas, el té verde, los champiñones, la uva tinta (con piel), la cebolla, el ajo o el regaliz nos ayudarán a frenar la producción de aromatasa y, por lo tanto, a mantener un buen nivel de estrógenos. Por el contrario, debemos reducir el consumo de trigo, azúcar y productos refinados, café, alcohol, soja y derivados, leche de vaca y carne roja.

La progesterona es también una hormona sexual que las mujeres producen en los ovarios (principalmente en el cuerpo lúteo, después de la ovulación) y en la placenta durante el embarazo. Pero también se fabrica en las glándulas suprarrenales y en el sistema nervioso, y en los hombres, en pequeñas cantidades en los testículos.

En las mujeres en edad fértil, los niveles de progesterona son normalmente más elevados durante la fase lútea, entre los días 14 y 21, cuando alcanza su nivel máximo. Es esencial para mantener en buen estado el endometrio y prepararlo para un posible embarazo, pero también nos ayuda a prevenir la aparición de mamas fibroquísticas, cáncer de mama y de endometrio, colon irritable, alergias o enfermedades autoinmunes, entre otras dolencias. Además, tener un nivel adecuado de progesterona nos ayudará a controlar el estrés, a mejorar la libido, la memoria o a reducir la grasa.

Su relación con la ansiedad se explica porque se une a los mismos receptores que el GABA y actúa potenciando sus efectos. Se trata, por consiguiente, de un ansiolítico natural que nos ayuda a regular el estrés, ejerciendo un efecto calmante. Así pues, todas las estrategias encaminadas a incrementar los niveles de progesterona contribuirán a que nos sintamos mejor.

Si eres mujer en edad fértil, puedes sospechar que padeces un déficit de progesterona si presentas algunos de los siguientes síntomas:

- Ciclos menstruales cortos, de menos de 24 días.
- Pérdidas de sangre amarronadas tres días antes de la menstruación o a mitad de mes.
- Síndrome premenstrual (ansiedad, irritabilidad, insomnio, bruxismo...) los días previos a la regla y hasta uno o dos días después de que te haya venido.
- Sangrado abundante durante la regla, así como dolor, molestias en los senos e hinchazón.
- Mamas fibrosas, miomas o endometriosis.

Los hombres con niveles bajos de progesterona tienen mayor tendencia a sufrir fracturas óseas, disminución de la líbido, depresión, ansiedad o aumento de la grasa corporal.

¿Cómo puedo tener unos niveles adecuados de progesterona?

Mediante la alimentación y con la práctica de determinados hábitos podemos mejorar el nivel de progesterona y, por lo tanto, reducir la ansiedad:

1. Mantén el colesterol a raya. La progesterona se sintetiza a partir del colesterol, por lo que es importante tenerlo en cantidades suficientes.

2. Consume alimentos que favorezcan la producción de óxido nítrico (NO), un potente vasodilatador, como la remolacha o la vitamina C. Después de la ovulación, el cuerpo lúteo se convierte en uno de los órganos más irrigados del cuerpo; así pues, nos interesa mejorar el flujo sanguíneo y la circulación para que le llegue más sangre, oxígeno y nutrientes, de modo que pueda producir más progesterona.
3. Exponte al sol con regularidad. El contacto con el sol hace que la piel produzca óxido nítrico de forma inmediata.
4. Practica ejercicio físico aeróbico de intensidad moderada. Te ayudará también a mejorar la circulación sanguínea y a aumentar los niveles de óxido nítrico.
5. Reduce el estrés físico, mental o emocional, pues éste interfiere en la producción de estrógenos y progesterona. Esto ocurre sobre todo porque ambas hormonas se sintetizan a partir del colesterol, al igual que el cortisol. Para el organismo, la supervivencia es más importante que la reproducción; así pues, ante situaciones estresantes el cuerpo dará preferencia al uso del colesterol para fabricar cortisol en vez de hormonas sexuales.
6. Asegura unos niveles adecuados de vitamina B6 y zinc. La vitamina B6 es necesaria para el desarrollo del cuerpo lúteo. Los anticonceptivos orales y el alcohol interfieren en el metabolismo de esta vitamina. El zinc, por su parte, estimula la producción de progesterona y favorece su unión con sus receptores.
7. Incorpora alimentos antioxidantes. Los radicales libres disminuyen la producción de progesterona por el cuerpo lúteo.
8. Los ácidos grasos omega-3 se relacionan con una mayor producción de progesterona.

9. Duerme entre siete y nueve horas. La melatonina aumenta los niveles de progesterona.

Entre los alimentos que favorecen la producción de progesterona se encuentran la remolacha (por su gran capacidad de estimular la síntesis de óxido nítrico), la sandía, los frutos rojos (fresas, frambuesas, moras, arándanos, etcétera.), las crucíferas, el ajo y la cebolla, las aceitunas, las semillas de chía, sésamo, cáñamo o calabaza, los frutos secos, la zanahoria, los guisantes, las lentejas, el chocolate negro, el salmón salvaje o la carne de animales criados en libertad. Son especialmente ricos en zinc el marisco (sobre todo las ostras), el hígado de ternera, las semillas de sésamo, los piñones, los garbanzos, las lentejas, las almendras, las avellanas y las setas.

En los hombres, los niveles de estas hormonas se mantienen relativamente constantes a lo largo de la vida. Por el contrario, en las mujeres fluctúan en las diferentes etapas vitales y durante el ciclo menstrual en la edad fértil, y disminuyen en la menopausia. Esto explica por qué presentan más cambios de humor y en su estado de ánimo. Sin embargo, el hecho de ser mujer no debería condenarte a sufrir problemas hormonales vinculados al déficit o al exceso de estas sustancias. Si tienes en cuenta las recomendaciones anteriores, mantienes la microbiota en buen estado, reduces el estrés y te alimentas de forma equilibrada, asegurarás unos buenos niveles de estrógenos y progesterona y mejorarás tu salud.

¿Eres mujer en edad fértil y propensa a los cambios de humor?

Para comprobar si estos cambios siguen unos patrones cíclicos, te invito a rellenar un **diagrama lunar**. Si detectas que las variaciones anímicas son intensas y que se repiten mensualmente, es probable que debas revisar tu estado hormonal.

Un diagrama lunar es, en esencia, un diario mensual de tu ciclo menstrual. Si lo rellenas a diario y durante algunos meses te aportará información muy valiosa que puede ayudarte a adquirir consciencia de cómo tus necesidades varían durante el mes, y así te será más fácil que puedas respetarlas.

La forma más sencilla de rellenar el diagrama es que lo inicies el primer día que menstrúas, aunque también puedes hacerlo en cualquier otro momento si sabes en qué día del ciclo te encuentras (el día que te viene la regla se considera el día 1). En cualquier caso, busca cuál es la fase de la luna y localízala en la porción correspondiente del diagrama lunar. Anota el día del ciclo en el que te encuentras en la parte externa de la porción del círculo correspondiente.

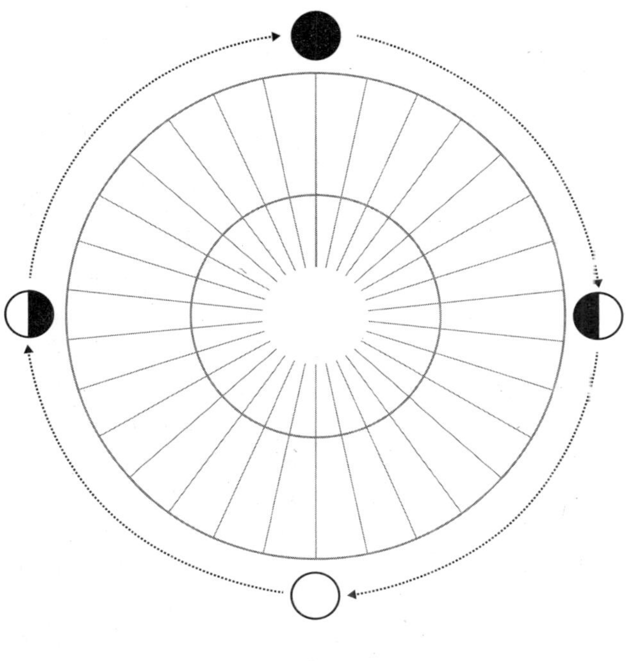

Verás que el círculo está dividido en 30 porciones, puesto que un ciclo lunar completo dura 29,5 días. Si tu ciclo dura más de 30 días, puedes continuarlo en otro diagrama lunar. Aunque existen varios modelos de diagrama, la mayoría contemplan una parte interior de carácter más simbólico e intuitivo para que la pintes utilizando diferentes colores que representen tu estado de ánimo. También puedes utilizar esta parte del círculo para hacer un pequeño dibujo que represente tu experiencia más allá de las palabras. En el círculo exterior anota términos clave o haz una pequeña descripción que resuma tu día en relación con el estado de ánimo, la ansiedad, la energía o vitalidad, las emociones prevalentes, la cantidad o la calidad del sueño, la líbido, etcétera. En definitiva, todo lo que consideres relevante.

Teniendo en cuenta estas indicaciones básicas, personalízalo a tu manera para hacerlo tuyo.

13. Melatonina

Se la conoce como la «hormona del sueño». Es la encargada de regular los ritmos circadianos y de ayudarnos a dormir. Durante la noche, con la oscuridad, los niveles de melatonina aumentan, lo que nos hace conciliar el sueño; por la mañana y durante el día, los niveles disminuyen con la presencia de luz para mantenernos despiertos.

La melatonina es una hormona que se encuentra en muchos organismos vivos: en animales, plantas, hongos, bacterias y también en algunas algas. En los humanos se produce mayoritariamente en la glándula pineal y se sintetiza a partir de la serotonina que, como ya hemos visto, se produce a partir del triptófano. Participa en una gran variedad de procesos y funciones celulares, neuroendocrinas y neurofisiológicas. Su producción es cíclica, varía entre el día y la noche y depende de los cambios en la iluminación. Actúa también como un potente antioxidante y protege el ADN nuclear y mitocondrial del daño provocado por los radicales libres.

Somos animales diurnos y lo que nos corresponde, como tales, es vivir de día y dormir cuando está oscuro. Cuando alteramos este ciclo natural y biológico, nuestro cuerpo se resiente y las consecuencias se manifiestan en el plano físico, mental y emocional.

Dormir bien, con calidad y lo suficiente, es condición imprescindible para gozar de una buena salud y mantener los niveles de ansiedad a raya. Cuando se produce un descenso de la producción de melatonina (por la edad, por el estrés, por el uso de ansiolíticos o de hipnóticos, por una alimentación pobre en triptófano o por la presencia de fuentes de luz artificiales) aparecen trastornos del sueño y alteraciones en el humor. Dormir poco y mal nos predispone a sufrir ansiedad y trastornos diversos, y nos hace más vulnerables a las infecciones por su rol en el funcionamiento del sistema inmunitario.

¿Cómo es tu sueño? ¿Duermes más de siete horas diarias? ¿Te levantas con la sensación de que has descansado?

14. Hormonas tiroideas

Los problemas de tiroides constituyen una de las causas más frecuentes de la ansiedad, así como de los trastornos en el estado de ánimo. Se calcula que más del 10 por ciento de la población presenta alteraciones tiroideas, en muchos casos sin saberlo.

La glándula tiroides es un órgano endocrino que tiene forma de mariposa. Está situada en la parte frontal del cuello, debajo de la nuez y encima de la tráquea. Pesa entre quince y treinta gramos en una persona adulta y está formada por dos lóbulos a ambos lados unidos por lo que se llama istmo.

Produce dos hormonas, la triiodotironina (T3) y la tiroxina (T4), que ejercen un gran impacto sobre la salud, ya que regulan todo el metabolismo y funciones vitales como la temperatura corporal o el ritmo cardíaco.

El hipertiroidismo y el hipotiroidismo constituyen las dos alteraciones más habituales de la glándula tiroides. En estos casos existe un exceso de hormonas tiroideas T3 y T4 (tiroides hiperactiva) o un defecto (tiroides hipoactiva), respectivamente.

Los síntomas varían de una a otra, pero a grandes rasgos podemos decir que el hipertiroidismo cursa con agitación, nerviosismo, taquicardia, temblor, aumento de la sensibilidad al calor, dificultad para concentrarse, incremento del apetito y pérdida de peso; y en el caso del hipotiroidismo pueden aparecer síntomas como cansancio, bradicardia, pérdida de memoria, estado de ánimo bajo o depresión, somnolencia, facilidad para aumentar de peso, piel seca, uñas frágiles, caída del pelo o mayor sensibilidad al frío. La ansiedad exacerbada y la labilidad emocional son habituales tanto en un caso como en otro.

El funcionamiento de la tiroides se regula a través del eje hipotálamo-hipofisario. La hipófisis o glándula pituitaria aumenta o disminuye la producción de TSH (hormona estimulante de la tiroides u hormona tirotrópica) gracias a un mecanismo de retroalimentación modulado a partir de la cantidad de hormonas tiroideas circulantes. Por eso, éste es uno de los valores que se solicitan en un análisis, aparte de los valores de T4 libre y T3, que también deberían constar en él. Cuando la concentración de estas dos hormonas es baja (hipotiroidismo), la hipófisis se ve obligada a trabajar más de la cuenta, incrementando la producción de TSH. En este caso, los valores de la TSH están por encima de su valor normal. Y a la inversa: cuando la glándula tiroides está hiperactiva (hipertiroidismo) y produce un exceso de hormonas T4 y T3, la hipófisis reduce la liberación de TSH para compensarlo. En este caso, los valores de TSH estarán por debajo del rango.

El yodo y la tirosina son dos elementos esenciales para la síntesis de las hormonas tiroideas. También el hierro, el zinc, el selenio y la vitamina A son necesarios para una buena función tiroidea.

Por su parte, el estrés es uno de los factores que más pueden desestabilizar la glándula tiroides, porque inhibe el eje tiroideo y disminuye su función. También el sedentarismo, porque predispone a un aumento de grasa y, como consecuencia, a la inflamación y a una disminución de la masa muscular (un tejido metabólicamente activo, que contribuye a aumentar el metabolismo basal y que suele encontrarse disminuido en personas hipotiroideas). Por todo ello, la práctica del ejercicio físico, tanto aeróbico como anaeróbico, es un factor muy importante a tener en cuenta a la hora de regular los niveles de hormonas tiroideas.

Si sospechas que tienes problemas de tiroides, solicita a tu médico un análisis completo que incluya, como mínimo, la valoración de estos tres parámetros: TSH, T4 y T3 libre.

15. Microbiota

La digestión y absorción de nutrientes son las dos funciones principales del aparato digestivo, pero no las únicas. Numerosos estudios indican que la mayor parte de nuestro sistema inmunitario (aproximadamente el 80 por ciento) se encuentra en el intestino, y que el 90 por ciento de la serotonina se produce también en el tracto gastrointestinal. ¡En esta región de nuestro cuerpo encontramos también 600 millones de neuronas! Se sabe también que una inflamación en el aparato digestivo puede activar regiones cerebrales relacionadas con la hipervigilancia y la ansiedad.

De todo esto se desprende que nuestra salud intestinal, hormonal, inmunológica y mental viene determinada en gran medida por el buen estado de los intestinos. Y es que el intestino y el sistema nervioso tienen una relación íntima y bidireccional, y se influyen mutuamente.

No puede coexistir una mente sana con un intestino dañado.

La microbiota forma parte de la barrera intestinal y condiciona enormemente la salud de los intestinos. La conforman bacterias, pero en ella también encontramos virus, levaduras y otros organismos unicelulares. Pesa entre uno y dos kilogramos en un individuo adulto y aloja unos cien billones de bacterias de mil familias distintas. Varía mucho de una persona a otra: viene condicionada desde el nacimiento por el tipo de parto y de lactancia y, más adelante, por la alimentación y otros factores como el estrés, la exposición a tóxicos o medicamentos como los antibióticos, entre otros. ¡Esto significa que cada persona tiene su colección única de bacterias!

El tipo y la diversidad de bacterias que pueblan nuestro intestino será determinante para la salud y el bienestar mental y emocional.

Cada vez existen más estudios que ponen de manifiesto que las bacterias intestinales tienen un rol muy importante en las funciones cerebrales, en la neurogénesis y en la sensibilidad al estrés o a la ansiedad. Esto se debe en gran parte a la influencia que ejercen sobre el eje hipotálamo-hipófisis-adrenal. Los desequilibrios en este eje pueden alterar el funcionamiento de las glándulas suprarrenales (que regulan, entre otras cosas, la producción de cortisol) y afectar al sistema neuroendocrino del cerebro, lo que predispone a los trastornos de ansiedad.

Sin embargo, los desequilibrios de la flora intestinal también se relacionan con una mayor probabilidad de padecer cáncer, depresión, enfermedades inflamatorias y alteraciones del sistema inmunitario. Y es que cada una de las bacterias que viven a lo largo del tracto intestinal desarrollan funciones muy diferentes e importantísimas para nosotros: unas producen péptidos antimicrobianos para luchar contra los patógenos del intestino; otras fabrican vitaminas, minerales, aminoácidos o ácidos grasos de cadena corta y nos permiten obtener energía a partir de la fibra o de otros componentes alimenticios que no podemos digerir; y otras se encargan de fabricar muchos de los neurotransmisores que encontramos en el cerebro, entre muchas otras funciones.

Los alimentos que comemos afectan a la composición y la diversidad de la microbiota; por lo tanto, debemos procurar que nuestra dieta sea rica en componentes que favorezcan una buena salud de las bacterias intestinales.

El estado de la barrera intestinal es otro factor clave que ejerce una enorme influencia en nuestra salud. Las alteraciones en la mucosa y el incremento de la permeabilidad intestinal posibilitan la entrada de sustancias tóxicas y microorganismos patógenos. El gluten, el alcohol y otros tóxicos, así como una mala alimentación basada en productos industriales ultraprocesados, los antibióticos, el estrés físico o emocional, dormir poco y mal dañan la pared intestinal y perjudican a la microbiota.

Si tenemos una buena salud intestinal nos sentiremos más enérgicos, vitales, alegres y con ganas de hacer cosas. Por el contrario, si este equilibrio no se mantiene, sufriremos varios problemas que van desde digestiones pesadas, heces pastosas, diarrea o estreñimiento, hasta migrañas, tristeza, ansiedad, niebla mental, fatiga e incluso enfermedades autoinmunes, problemas hormonales o cáncer.

Así pues, cuidar de nuestro intestino se convierte en un elemento clave para no padecer ansiedad. Puedes empezar por reducir el consumo de alcohol, de gluten y de productos ultraprocesados industriales, y optar por una alimentación basada en plantas, rica en frutas y verduras que te aporten fibra y otras sustancias con propiedades prebióticas esenciales para una microbiota sana y diversa como el ajo, la cebolla, los espárragos, las legumbres, los puerros, la alcachofa, la achicoria o los plátanos. También puedes incorporar a tus platos alimentos probióticos fermentados que contienen bacterias beneficiosas, como el chucrut, el kimchi, el kéfir, el té kombucha, el umeboshi (una ciruela fermentada de origen japonés) o derivados de la soja como el miso o el tempeh.

Adicionalmente, también puedes incorporar a tu dieta alimentos y especias con propiedades mucoprotectoras como el clavo, la canela, el romero, el orégano, el ajo o la pimienta picante. Te ayudarán a mantener en buen estado la mucosa intestinal.

16. Ácidos omega-3

Una alimentación proinflamatoria y deficitaria en determinadas vitaminas, minerales o ácidos grasos se relaciona con un incremento de las alteraciones del estado de ánimo.

En este apartado nos centraremos en el papel que desempeñan los ácidos grasos omega-3 por su carácter antiinflamatorio, y porque se ha comprobado que su déficit se asocia a más probabilidades de padecer depresión mayor y trastornos de ansiedad.

Los ácidos grasos son el componente mayoritario de algunas grasas como los triacilgliceroles o triglicéridos. Según la presencia o ausencia de dobles enlaces entre los átomos de carbono de su molécula, se clasifican en saturados (no tienen dobles enlaces) o insaturados (tienen uno o varios enlaces dobles). Los ácidos grasos saturados suelen ser sólidos a temperatura ambiente y, en general, se consideran perjudiciales para la salud, ya que contribuyen a aumentar los niveles de colesterol LDL. Los ácidos grasos insaturados son mayoritariamente líquidos a temperatura ambiente y, en gran parte, cardiosaludables. Según la posición de la insaturación (doble enlace) se clasifican en omega-3, omega-6 y omega-9.

Los ácidos grasos omega-3 y omega-6 se consideran esenciales, porque nuestro organismo no puede producirlos directamente y, por lo tanto, debemos obtenerlos de manera exógena a través de la alimentación. Los ácidos grasos omega-9 no son esenciales, porque nuestro cuerpo puede sintetizarlos a partir de otras moléculas.

Tanto los ácidos grasos omega-3 como los omega-6 son necesarios para el correcto funcionamiento del organismo, pero lo ideal sería que los consumiéramos en una proporción de 1:1 o como máximo de 1:4 (1 parte de omega-6 por 4 de omega-3). Sin embargo, esto dista mucho de lo que ocurre en la realidad. ¡La tendencia en países occidentales es seguir una dieta muy rica en omega-6 con propiedades eminentemente proinflamatorias, y muy pobre en omega-3, en una proporción de 16:1! Y aquí surge el problema, ya que esto nos predispone a la inflamación crónica, a trastornos del sistema inmunitario, a la ansiedad y a la depresión.

Se ha comprobado que reducir el consumo de ácidos grasos omega-6 proinflamatorios mejora el estado de ánimo, la memoria y la concentración, así como disminuye la fatiga y la resistencia a la insulina, lo que nos ayuda a regular los niveles de azúcar en sangre. Adicionalmente, por sus propiedades antiinflamatorias, una alimentación rica en omega-3 ayuda a contrarrestar el exceso proinflamatorio de los omega-6 y contribuye a mejorar las funciones cognitivas y a disminuir los niveles de ansiedad.

Son alimentos ricos en omega-3 el pescado azul (caballa, salmón, sardinas, anchoas, boquerones o jurel, entre otros), el marisco y algunas algas marinas. También podemos encontrarlo en las semillas de lino, de calabaza, de chía y de cáñamo, en frutos secos (especialmente en las nueces) y, también, en verduras de hoja verde, aunque los omega-3 que proceden del reino vegetal se encuentran en una forma menos biodisponible y cuestan más de absorber.

17. Coenzima Q-10

La coenzima Q-10 (CoQ10) —también llamada ubiquinona porque se encuentra presente en todas las células del cuerpo humano (*ubi* significa en todas partes), principalmente en la membrana mitocondrial— es un compuesto liposoluble con propiedades antioxidantes, energéticas y antiinflamatorias que nos ayuda a prevenir problemas cardiovasculares y patologías crónicas como el cáncer, así como a mejorar el funcionamiento del sistema inmunitario. Destaca también por su poder de antienvejecimiento.

Se trata de un elemento clave para producir energía a nivel celular (ATP), ya que participa en la cadena respiratoria mitocondrial (las mitocondrias son los orgánulos encargados de producir energía dentro de la célula). Por eso abunda especialmente en los tejidos que tienen mayor demanda de energía como el corazón, el hígado, los riñones o el páncreas. Pero también desarrolla una importante función antioxidante, neutralizando el efecto de los radicales libres y promoviendo el reciclaje de otros antioxidantes como la vitamina E o la vitamina C.

Diferentes estudios indican que los niveles bajos de CoQ10 se correlacionan con la ansiedad y con una mayor predisposición a sufrir ataques de pánico, así como que la suplementación con esta enzima tiene efectos ansiolíticos y antidepresivos, al disminuir la actividad cerebral, las migrañas, el dolor (sobre todo en personas que sufren fibromialgia), el estrés oxidativo y la inflamación.

Independientemente de la cantidad de CoQ10 que podamos ingerir a través de la alimentación, nuestro organismo la sintetiza a partir de la tirosina y del acetilcoA, a través de una compleja cadena de reacciones químicas que requieren la presencia de muchas vitaminas y oligoelementos, especialmente vitaminas del grupo B y C.

Se ha comprobado que con la edad, a partir de los cuarenta años, los niveles de esta enzima empiezan a disminuir, por lo que es importante asegurarse un buen suministro a través de la dieta. La encontramos en la carne de calidad (de pasto y ecológica), sobre todo en las vísceras, y en el pescado azul, pero también en semillas, legumbres y frutos secos, verduras, frutas y cereales integrales.

Las estatinas, los principales medicamentos para reducir el colesterol, disminuyen su producción; esto ocurre porque la coenzima Q10 comparte parcialmente la ruta de biosíntesis con el colesterol. Por eso la fatiga suele ser uno de los efectos secundarios de la medicación antihipercolesterolemiante. El tabaco y los betabloqueantes también interfieren en su producción.

¿Tomas medicación hipocolesterolemiante? ¿Fumas o te medicas con betabloqueantes?

18. Agua

El agua es el principal componente de nuestro cuerpo. En una persona adulta, el porcentaje medio de agua corporal está en torno al 60 o 70 por ciento, aunque cuando acabamos de nacer es prácticamente del 80 por ciento, y a medida que envejecemos disminuye hasta el 50 por ciento. Algo más de la mitad de esta agua se encuentra en el interior de las células; el resto circula en la sangre y baña los tejidos.

El agua regula la homeostasis (el equilibrio interno del organismo), la temperatura corporal, permite la eliminación de toxinas a través del sudor o de la orina, transporta nutrientes y oxígeno, reduce el estreñimiento y facilita la digestión, ayuda a absorber los impactos sobre órganos, como el cerebro o la médula espinal, y es el principal medio solvente del cuerpo; es decir, hace posible la disolución de iones, minerales y vitaminas, y permite que éstos se mantengan en las concentraciones adecuadas.

Además, el agua tiene efectos en la concentración, la memoria y el resto de la actividad del sistema nervioso, regula la presión arterial y, por lo tanto, es muy importante para el correcto funcionamiento del sistema cardiovascular y ayuda a mantener la piel en buen estado, mejorando su elasticidad y su firmeza.

Aparte de todo esto, la ausencia de agua se relaciona con un incremento en los niveles de ansiedad. Cuando estamos deshidratados nos volvemos más sensibles al dolor y a la inquietud. Esto se debe a una alteración de la respuesta cerebrovascular y también a un aumento de la concentración de cortisol en sangre, la hormona del estrés. Los niveles elevados de esta hormona, ya sea por situaciones de estrés o por falta de agua, provocan una disminución de la testosterona, tanto en hombres como en mujeres (las mujeres también tenemos testosterona, aunque en cantidades inferiores a los hombres), que está involucrada en el mecanismo del dolor, aumentando el umbral a partir del cual lo percibimos y predisponiéndonos a sufrir ansiedad.

¿Bebes suficiente agua?

Con esto llegamos al final de la primera parte, en la que hemos hecho un repaso de los principales factores de carácter biológico y físico-químico que pueden estar en el origen de la ansiedad. Si sospechas que alguno de los parámetros mencionados puede estar alterado, te recomiendo que consultes con un profesional para que solicite las pruebas analíticas pertinentes para poder evaluarlo.

¡Pero el viaje continúa! Y es que todavía te faltan algunos elementos más por conocer y que te ayudarán a comprender aún más la ansiedad y a completar tu diagnóstico, sobre todo si no hay causas de carácter biológico que la expliquen.

En el siguiente apartado conoceremos cómo las emociones —o, mejor dicho, la forma de entenderlas, expresarlas y relacionarnos con ellas— pueden ser causantes de ansiedad y explicarla en bastantes casos.

2

El reino de las emociones

> La única opción real, la única alternativa saludable,
> es abrazar nuestras emociones,
> convertirlas en nuestras amigas,
> acogerlas y aprender a experimentarlas y
> a expresarlas de forma adecuada.
>
> GABRIELLE ROTH

Etimológicamente, el término *emoción* proviene del latín *emotio* y es una combinación formada por *e* [afuera] y *motio* [movimiento, acción, gesto]. Así pues, podemos decir que «e-moción» significa, literalmente, «movimiento hacia fuera».

En lo que respecta a su definición, las emociones se consideran el fenómeno psicofisiológico que se produce como respuesta a un estímulo ambiental, con una función adaptativa y que se expresa a través de un amplio repertorio de conductas.

Las emociones son inherentes a la vida. Tienen su origen en los mecanismos que facilitaban la toma de decisiones en los seres vivos frente a los estímulos del medio. ¿Luchar o huir? [*Fight or flight?*]. La supervivencia dependía muchas veces de la resolución satisfactoria de esta cuestión.

En las formas de vida más elementales, como en el caso de la bacteria *Escherichia coli*, un organismo unicelular, ya se encuentran funciones —aunque muy primitivas— propias de un sistema nervioso, como la integración, la memoria o la toma de decisiones. La bacteria deberá decidir si nadará en un sentido o en otro en función de la información que reciba del medio y de sus exigencias. Mecanismos de este tipo son los que millones de años más tarde darán lugar a lo que hoy conocemos como emociones.

Aunque las compartimos con otros animales, las emociones forman parte de la condición humana y ejercen una gran influencia en prácticamente todos los ámbitos de nuestra vida. Determinan nuestras conductas e influyen en procesos psicológicos como la percepción, la memoria, el pensamiento o el aprendizaje.

Por ahora no se ha llegado a un acuerdo a la hora de clasificar las emociones, aunque existe bastante consenso en considerar como primarias la alegría, la ira (o rabia), el miedo, la tristeza y el asco. A estas cinco me voy a referir a lo largo del libro. Algunos autores también incluyen otras como la sorpresa o la vergüenza.

Sistema límbico

Este sistema es la parte del cerebro que se encarga de regular las emociones y los instintos, como la conducta sexual, la crianza o las reacciones de lucha o huida. Lo integran el hipotálamo, el hipocampo y la amígdala, entre otras estructuras cerebrales. Es la sede de los recuerdos emocionales y el que nos dice «me gusta» o «no me gusta». De esta forma dirige nuestras conductas en busca del placer y para evitar el dolor.

El hipotálamo es el encargado de regular el sistema nervioso autónomo, que puede activarse o inhibirse en función de circunstancias emocionales. Produce diferentes hormonas que estimulan la glándula pituitaria (también llamada hipófisis) a través del eje hipotálamo-hipofisario, que está implicado en la regulación endocrina de todo el organismo. Entre las funciones del hipotálamo se encuentran el mantenimiento de la temperatura corporal, el ritmo cardíaco, la presión arterial, el apetito, la sed, el apareamiento o las conductas agresivas.

Además, el hipocampo es la principal estructura cerebral implicada en la memoria y en la orientación espacial. Desde el hipocampo se envía y se recibe información de otras regiones cerebrales muy relacionadas con la información emocional, como la amígdala, el córtex prefrontal o la corteza cingular.

Por su parte, la amígdala se encarga de procesar y almacenar reacciones emocionales. Es una estructura en forma de almendra, de ahí su nombre en griego *amygdálē*. Está muy involucrada en las respuestas condicionadas por el miedo y participa en la regulación de la ansiedad y del estrés, ya que aloja neuronas capaces de secretar CRF, el factor liberador de ACTH en la hipófisis, que estimula la producción de cortisol. Gracias a la amígdala también somos capaces de sentir las emociones y percibirlas en otras personas.

Emociones y sentimientos

Es importante comprender la diferencia entre *emociones* y *sentimientos*, porque aunque a menudo los términos se utilicen indistintamente, no son lo mismo.

Las emociones aparecieron mucho antes que los sentimientos en la evolución humana. Están muy vinculadas a la supervivencia y proporcionan una respuesta inmediata, no racional, que nos permite reaccionar rápidamente frente a un peligro. Imagina que estás en un teatro, disfrutando del espectáculo y, de repente, alguien grita: «¡Fuego!». En milésimas de segundo, antes de que puedas evaluar si la información es cierta o no, tu cuerpo ya está listo para salir corriendo. Ante una situación amenazante es necesario responder con la máxima rapidez, ya que esto te proporcionará más probabilidades de sobrevivir. Algunas veces, en la vida, pararse a pensar no es una buena idea.

Las emociones son elementos clave en nuestra supervivencia. Por eso, muchas veces, la emoción se anticipa al pensamiento y aparece antes de que podamos ser conscientes de ella y, a menudo, sin que ni siquiera comprendamos el porqué. Éstos son algunos ejemplos que puede que te resulten familiares: estás viendo tranquilamente una película cuando, de pronto, el corazón te empieza a latir con rapidez; estás hablando relajadamente con una persona y de forma repentina todo tu cuerpo se pone a la defensiva, preparado para luchar o huir (algo que ha dicho o algo en su expresión te ha puesto en estado de alerta antes de que puedas analizar el porqué). Se trata de episodios que han activado tu cerebro emocional y que han despertado alguna emoción o sensación corporal latente, probablemente relacionada con algún acontecimiento pasado, aunque no tengas presente su recuerdo a nivel consciente.

Los sentimientos, en cambio, son algo mucho más elaborado, porque han pasado por el filtro de la razón. De forma simplificada, podemos decir que son la emoción hecha consciente; son un producto de la digestión mental de la experiencia. Por lo tanto, se trata de una percepción subjetiva y presentan enormes diferencias individuales y sociales. Las emociones, por el contrario, tienen un carácter mucho más universal, son instintivas y compartidas por todas las personas, cualquiera que sea su etnia o país de procedencia.

Los sentimientos son el resultado de la interpretación mental de la experiencia.

Aunque por su entidad las he incluido en un capítulo aparte, las emociones pertenecen al reino del cuerpo, en tanto que son reacciones fisiológicas, mientras que los sentimientos pertenecen al de la mente.

Otra diferencia muy importante entre ellos es su duración. Mientras que los sentimientos pueden perdurar en el tiempo, las emociones son de duración limitada, aunque su intensidad es superior. Basta con observar a un niño durante los primeros años de vida: cómo llora, ríe o se enfada. Lo hace intensamente, pero también es capaz de volver a su estado previo de forma rápida una vez expresada la emoción, y continuar con naturalidad con lo que estaba haciendo. Pero a medida que crecemos y aprendemos a interpretar el mundo a partir de los códigos y significados de lo que nos rodea, damos también un significado a la experiencia emocional. Y así, paulatinamente, los sentimientos van ganando protagonismo.

El siguiente cuadro resume las principales diferencias entre emociones y sentimientos:

Emociones	Sentimientos
Son de elevada intensidad.	Son de moderada intensidad.
Son de duración limitada.	Perduran en el tiempo.
Predomina el elemento fisiológico.	Son modulables conscientemente.
Son transculturales.	Son sociales y específicos de cada cultura y, por lo tanto, modulables con el aprendizaje.

La vergüenza, la culpa o la compasión, por ejemplo, son sentimientos diferenciales de los humanos que aparecen durante el proceso de socialización y que dependen de la educación recibida y de la sociedad en la que vivimos. No podemos considerarlas emociones porque han pasado previamente por el filtro de la mente.

Función de las emociones

Estamos «hechos» para emocionarnos. El problema es que, a menudo, desde pequeños, se nos enseña a no expresar o a negar determinadas emociones. Si observamos a un niño de uno o dos años nos daremos cuenta de que es pura emoción: grita cuando se enfada, llora cuando está triste o se ríe de placer cuando hace algo que le gusta. Pero, poco a poco, la sociedad nos va modulando hasta que aprendemos a negar, reprimir o enmascarar determinadas emociones.

No obstante, todas las emociones, sin excepción, desempeñan un rol muy relevante en nuestra vida. Ejercen dos funciones básicas, que son compartidas con otros animales:

- **Adaptativa**: Las emociones facilitan la adaptación del organismo al medio y, por lo tanto, su supervivencia. Preparan al organismo para hacer frente a las demandas o exigencias del entorno y lo dirigen hacia un objetivo.
- **Social**: Sirven como medio de comunicación y, así, regulan la adaptación del individuo al entorno social, principalmente a través de la postura y de la expresión facial. Cuando somos pequeños y aún no hemos adquirido las habilidades para el habla, las emociones constituyen la única forma de comunicarnos con el mundo.

A estas dos funciones básicas debemos añadir una tercera relacionada con la motivación. Las emociones son determinantes motivacionales de la conducta muy potentes, en el sentido de que nos movilizan para actuar en una dirección determinada, preparan al organismo para la acción y para actuar ante las exigencias del entorno mediante conductas de aproximación o de evitación.

Emociones «buenas» y emociones «malas»

Es muy importante que comprendas que no hay emociones buenas y emociones malas. Estas connotaciones nos llevan a establecer una relación insana con las emociones y eso no nos beneficia en absoluto, ya que nos hace rechazar una parte de ellas que también es necesaria. Es entonces cuando aparece la lucha y, en consecuencia, la ansiedad.

> Rumi, un célebre poeta y místico sufí nacido a principios del siglo XIII, nos explica cómo podemos dar la bienvenida a todas las emociones cuando aparecen y aceptarlas como mensajeras que son, mediante el poema titulado *La casa de los huéspedes*. Dice así:
>
> El ser humano es una casa de huéspedes.
> Cada mañana, un recién llegado.
> Una alegría, una tristeza, una maldad.
> Cierta consciencia momentánea llega.
> Como un visitante inesperado.
>
> ¡Dales la bienvenida y recíbelos a todos!
> Incluso si fueran una multitud de lamentaciones
> que vacía tu casa con violencia.
> Aun así, trata a cada uno de ellos con honor.
> Puede estar creándote el espacio
> para un nuevo deleite.
>
> Al pensamiento oscuro, a la vergüenza, a la malicia,
> recíbelos en la puerta riendo

> e invítalos a entrar.
> Sé agradecido sea quien sea que venga.
> Porque cada uno de ellos ha sido enviado
> como un guía del más allá.

Todas las emociones, tanto las que consideramos agradables como las que no, desempeñan una función en nuestra vida y nos preparan para un tipo diferente de respuesta. A grandes rasgos podemos decir que:

- La rabia nos ayuda a poner límites y aparece cuando sentimos que éstos han sido vulnerados; se activa de forma normal ante una agresión.
- La tristeza nos invita a recogernos y a mirar hacia dentro.
- La alegría es expansiva, nos lleva a abrirnos, a compartir y a relacionarnos con el exterior.
- El miedo nos protege de posibles peligros y nos prepara para huir o para escondernos.
- El asco nos habla del rechazo y nos informa de lo que no podemos tragar o tolerar, ya sean alimentos tóxicos, situaciones o comportamientos.

Sin embargo, parece que las personas queremos vivir en un estado de alegría y euforia permanentes. Y eso no es posible. A veces te sentirás alegre, pero en algunas ocasiones también estarás triste, te enfadarás o tendrás miedo. Y esto es sano. Sólo las personas que están «muertas en vida» o se han alienado de su cuerpo no sienten las emociones. Ni la rabia, ni la tristeza, ni el miedo, pero tampoco la alegría. Por lo tanto, si sientes tristeza o rabia, ¡enhorabuena! ¡Bienvenido al mundo de los vivos!

El cuerpo no entiende de emociones buenas o malas. Es nuestra mente la que las categoriza en un grupo u otro. La educación recibida, la cultura y los aprendizajes realizados juegan un papel clave.

En realidad, únicamente podrás experimentar la verdadera alegría cuando seas capaz de vivir con profundidad y de forma honesta el resto de emociones. Entonces, la alegría, que nos conecta con el placer, la vitalidad, el disfrute y las ganas de vivir, aparecerá de forma natural y lo hará cada vez con más frecuencia.

Además, considerar que existen emociones buenas y otras malas nos lleva a querer negar y reprimir las segundas. Esto tiene una serie de consecuencias que se manifiestan también en el plano físico, pero también a nivel psicológico y social:

Físicas	Psicológicas	Sociales
Contracturas	Tristeza	Aislamiento
Lesiones	Apatía	Soledad
Dolores crónicos	Rabia	Encerrarse en uno mismo
Pérdida de movilidad	Irritabilidad	Conflictos sociales
Pérdida de vitalidad	Frustración	
Cansancio	Culpa	

Como ya hemos visto, las emociones son impulsos que nos movilizan hacia la acción y nos motivan a actuar en una dirección determinada. Contenerlas, consciente o inconscientemente, no es algo gratuito sino que lo hacemos a base de fuerza muscular. Y esto, si se repite, nos resta mucha energía y vitalidad, aparte de que propicia la aparición de contracturas, dolores y lesiones diversas.

**Invertimos mucha energía
en contener las emociones.
Y eso nos acaba agotando.**

¿Cuál es tu relación con cada una de las emociones? ¿Eres capaz de abrazarlas por igual a todas ellas?

Emociones negadas

> Las emociones inexpresadas nunca mueren. Son enterradas vivas y aparecen más tarde de formas peores.
>
> SIGMUND FREUD

Hablar de emociones buenas y de emociones malas nos lleva de forma inevitable a referirnos a las emociones negadas, porque etiquetarlas así nos predispone a querer negar o a reprimir algunas de ellas porque se consideran perjudiciales.

La educación recibida, las experiencias vividas y los aprendizajes realizados, sobre todo durante la infancia, determinarán en gran medida nuestra respuesta emocional. Tanto el macrosistema (sociedad) como el microsistema (familia) en el que nos ha tocado vivir condicionarán enormemente la forma en que viviremos las emociones. La rabia, por ejemplo, suele estar mal vista socialmente; expresar cariño en público o tristeza también lo está en algunas partes del mundo. Evidentemente, todo esto afectará a nuestra vida.

El primer medio en el que los niños y niñas aprenden las conductas es el entorno familiar. Los padres ejercen una influencia más que notable en la forma que tendrá el niño de relacionarse de una manera o de otra con sus emociones, al reforzarlas o castigarlas. Es lo que en psicología se conoce como refuerzo instrumental y constituye la base de gran parte de los aprendizajes que realizamos a lo largo de nuestra vida.

Un entorno favorable es aquel que facilita que podamos vivir las emociones de una forma sana; esto significa que se nos permite expresarlas sin que se acompañen de amenazas o castigos.

Si de pequeños nos vimos obligados a reprimir determinadas emociones porque las consecuencias de expresarlas eran negativas (porque considerábamos que hacían daño a las personas que queríamos o porque iban en nuestro detrimento y ponían en peligro la vida tal y como la entendíamos), lo más probable es que las tildemos de emociones «malas». Y esto, a la larga, puede traducirse en incapacidad para sentirlas.

Las emociones negadas suelen ser características y compartidas por cada sistema familiar. Hay familias en las que la tristeza asusta, en algunas la rabia está mal vista y en otras el miedo es algo omnipresente; la alegría despreciada o el asco se expresan en forma de rechazo hacia determinados colectivos. Puede que de pequeño te dijeran que «llorar es de débiles», o que cada vez que llorabas tus padres se enfadaban contigo y te gritaban, o te hacían notar que sufrían al verte así. Quizá, aunque no se expresara verbalmente, sabías que enfadarse estaba mal visto en el sistema familiar, era castigado o, sencillamente, sentías que no merecía la pena. Tal vez oíste comentarios xenófobos o racistas. O incluso recibiste alguna bofetada cuando llorabas o levantabas la voz para que te callaras. O, por el contrario, puede que cuando expresaras alegría nadie te hiciera caso y la única forma que tenías de recibir atención fuera gritando o llorando.

Estas diferencias individuales en nuestra historia explican la facilidad o la dificultad que tendremos de adultos para contactar, expresar, permitir o sostener determinadas emociones o, incluso, la incomodidad que nos pueden generar no sólo en nosotros sino también viéndolas en los demás. Pero en la mayoría de casos, el problema no eres tú ni tu emoción, sino más bien el miedo o la incapacidad que tenían tus padres o personas referentes para sostenerla, o la incomodidad y la molestia que les ocasionaba, ya fuese porque ellos también lo habían aprendido así o simplemente porque nadie les había enseñado a gestionar sus emociones.

Emociones y ansiedad

Las emociones no provocan ansiedad. Son, sencillamente, sensaciones que experimentamos en el cuerpo, que forman parte de nuestra biología y que, como ya hemos visto, tienen una función adaptativa. Lo que sí puede provocar ansiedad es la forma que tenemos de vivirlas —o de no vivirlas— y de relacionarnos con ellas y las explicaciones que nos damos sobre las mismas, es decir, el diálogo mental (sobre este punto profundizaremos en el capítulo «El reino de la mente»).

Si, por ejemplo, de pequeño aprendiste que la rabia o la tristeza eran peligrosas, que el miedo era menospreciado y que la alegría no aportaba nada, lo más probable es que esto condicione tu vida adulta y tengas incapacidad para sentir estas emociones. Y lo más probable, también, es que cuando aparezcan lo hagan acompañadas de ansiedad, porque te asustan y no sabes cómo gestionarlas, así como de otros problemas de diversa índole y que se pueden manifestar en el plano físico o mental.

Así pues, vemos cómo **las emociones negadas pueden disfrazarse de ansiedad**, porque las rechazamos, porque no queremos sentirlas y porque muchas veces ni siquiera somos capaces de reconocerlas.

La negación, represión y evitación son mecanismos de defensa que pueden indicar un bloqueo emocional. En psicología se llama «formación reactiva» a las conductas o actitudes contrarias a lo que la persona siente o desea realmente. Pueden ser conscientes o inconscientes. Por ejemplo: exagerar las muestras de cariño para encubrir el odio hacia una persona o, a la inversa, mostrar desinterés hacia alguien que realmente te importa, llevar una vida muy independiente y sin vincularte a nadie como formación reactiva a la dependencia.

> Seguro que has oído a personas que afirman no enfadarse nunca o estar siempre alegres. Se trata de otro ejemplo en esta línea. Así convierten su incapacidad en una virtud. Pero déjame decirte que de virtud no tiene nada. Repito: una persona sana es aquélla capaz de sentir cualquiera de las cinco emociones primarias y que sabe gestionarlas y expresarlas de forma funcional y adaptativa. Y sí, con esto me refiero también a la rabia y a la tristeza. Sentir rabia frente a una agresión es totalmente natural y legítimo, así como también lo es estar triste en determinados momentos de la vida.

Reconocer las emociones, todas y cada una de ellas, abrazarlas, aprender a expresarlas de forma saludable y darles el espacio que merecen es el primer paso hacia la sanación. Podrás reconocer las emociones negadas, que son las que más probabilidades tienen de generar ansiedad, porque suelen ser aquéllas con las que menos te identificas y, a veces, también son las que más te molestan en los demás cuando las expresan.

Identificar las emociones negadas te ayudará a comprender la ansiedad, siempre y cuando ésta sea la causa que las enmascara. Centrar la atención en el cuerpo, observar cómo reaccionas en determinadas situaciones y contactar con las emociones que la ansiedad puede esconder te permitirá ir familiarizándote con ellas y, poco a poco, podrás darles el espacio que necesitan y reclaman sin el miedo que podían generarte en un principio.

Más adelante conoceremos algunas estrategias para gestionar la ansiedad y, de rebote, también las emociones, como mover el cuerpo, correr, bailar y, sobre todo, respirar. Pero ahora te propongo que cojas tu cuaderno y hagas el siguiente ejercicio con la voluntad de ayudarte a reconocer cuáles son tus emociones negadas.

1. ¿Qué emociones te cuesta más expresar?
2. ¿Qué mensajes explícitos o implícitos recibiste de pequeño en relación con cada una de las cinco emociones básicas?

    Alegría
    Miedo
    Tristeza
    Rabia
    Asco

3. Con toda esta información, ¿cuáles crees que pueden ser tus emociones negadas?

Miedo a sentir

Tenemos miedo a sentir. Aunque, como ya hemos visto, las emociones no son más que sensaciones internas que se manifiestan en el cuerpo de una manera u otra, muchas personas las temen.

Los seres humanos somos los únicos animales que tenemos consciencia de lo que nos pasa a nivel interno, que somos capaces de interpretarlo y darle un significado, lo que a menudo nos lleva a angustiarnos aún más.

Sanarnos y librarnos de la ansiedad pasa por permitirnos sentir la sensación en el cuerpo, sea cual sea. Y dejar que se exprese. Si somos capaces de parar un rato y respirar para sentir esa sensación, simplemente dejándola ser, ya estaremos a medio camino de encontrarnos mejor. Además, esto nos permitirá desactivar el bucle de pensamientos negativos que se generan automáticamente frente a una determinada emoción o sensación, y que incrementan nuestro malestar.

El cuerpo es el vehículo para expresar las emociones.

La vida es movimiento y las emociones son solamente eso: movimientos internos que buscan su forma de expresarse.

Miedo instintivo y miedo adquirido

De todas las emociones primarias, el miedo puede considerarse la principal y la que gobierna al resto, con las que a menudo aparece conjuntamente. Hasta ahora hemos visto cómo los aprendizajes que hemos realizado a lo largo de nuestra vida nos han llevado a considerar que la expresión de determinadas emociones es perjudicial para nosotros. Por eso nos asustamos cuando aparecen. Esto ocurre sobre todo en el caso de la rabia y de la tristeza, aunque también se puede dar con la alegría o con el asco.

Sin embargo, el miedo es una reacción natural de todos los seres vivos y la que está más vinculada a la supervivencia. Se expresa activando el sistema nervioso simpático y favoreciendo aquellas acciones encaminadas a la autoprotección, a la evitación del peligro o a la supresión de la conducta en curso hasta que la amenaza haya pasado, lo que se conoce como «congelamiento» o *freezing*. De este modo, un conejo frente a un zorro puede correr e intentar huir, o bien luchar (aunque en este caso no sería la opción más acertada) o quedarse inmóvil para pasar desapercibido. Y lo mismo se aplica a las personas: ante una situación amenazante o estresante podemos reaccionar de estas tres maneras: huir, luchar o bien «congelarnos» (el desmayo por estrés sería un ejemplo de esto último).

Pero en la especie humana, el miedo es también algo que aprendemos durante el proceso de socialización. De pequeños, hasta aproximadamente los siete primeros años de vida, los niños y las niñas somos como esponjas. A lo largo de la infancia somos especialmente sensibles a los mensajes que recibimos del entorno, sobre todo de los padres o de los cuidadores. Tanto es así que durante este período nos convertimos en un fiel reflejo de sus actos y en el «eco» de sus palabras.

La primera interpretación del mundo —y la segunda, tercera, etcétera— nos llega a través del filtro más o menos permeable de los progenitores, porque nosotros todavía no somos capaces de distinguir lo que supone un peligro real de lo que no. Es a través de su mirada y de sus mensajes que damos significado a la vida. Esto explica en buena medida por qué ante una misma situación hay algunas personas que reaccionan con miedo, mientras que otras lo hacen con confianza. Es muy diferente haber vivido de pequeños en un ambiente en el que se nos ha inculcado que el mundo es un lugar peligroso y que debemos estar siempre vigilantes para no hacernos daño, que hacerlo en un entorno en el que se nos anima a explorar nuestras capacidades y a aprender de los propios errores acompañados por los padres, aunque a veces nos caigamos y eso suponga sufrir una herida.

Antes de seguir leyendo, piensa cuáles serán las consecuencias de haber crecido en un entorno o en otro.

En los humanos coexisten dos tipos de miedo: el instintivo, que es natural, biológico y nos protege de amenazas reales, y el inculcado, muchas veces irracional, poco fundamentado y que nos genera mucha ansiedad.

A veces, el miedo es el preludio de la ansiedad.

Nuestro cuerpo no distingue entre uno y otro tipo de miedo y, por lo tanto, reaccionará de la misma manera, activando el sistema nervioso simpático y aumentando los niveles de noradrenalina, adrenalina y cortisol, con las consecuencias que ya conoces si la situación se alarga en el tiempo.

Aprender a discernir el **miedo instintivo** del **miedo inculcado** es de primordial importancia para disminuir los niveles de ansiedad y poder disfrutar de una buena salud. Pero por eso, sobre todo si el ambiente en el que has crecido te ha predispuesto a vivir con miedo y en estado de alerta, tendrás que aprender una nueva manera de funcionar. Con esto no quiero decir que debas vivir con una confianza ciega, puesto que eso también es perjudicial. Un cierto nivel de activación es necesario para detectar peligros que son reales y suponen un riesgo para ti. Se trata más bien de pasar de la hipervigilancia a la vigilancia. Y es que aunque pueda parecer paradójico, estar hipervigilante no te protege más, sino al contrario, ya que al estar pendiente de múltiples peligros que no son reales pueden pasarte desapercibidas situaciones que sí suponen un riesgo real.

Vivir en estado de alarma

Muchas personas viven bajo los efectos del estrés y con miedo permanente a que pueda ocurrir algo negativo durante prácticamente todo el tiempo que están despiertas.

Vivir con miedo de manera continua condiciona enormemente la salud, porque el sistema nervioso simpático está activado en todo momento, con lo que eso conlleva: disminución del funcionamiento del sistema inmunitario y, por lo tanto, una mayor vulnerabilidad frente a las infecciones, inflamación generalizada, aumento del riesgo cardiovascular, alteraciones endocrinas y digestivas, y, a nivel anímico, tristeza, ansiedad y agotamiento.

El sistema nervioso simpático y el parasimpático constituyen las dos ramas del sistema nervioso autónomo, que regulan las funciones corporales involuntarias como la frecuencia cardíaca o respiratoria, la digestión, la dilatación o la contracción de las pupilas, etcétera. Ambas realizan funciones antagónicas y complementarias. Para disfrutar de una buena salud es importante que estos dos subsistemas estén en equilibrio.

En los animales que viven en estado salvaje, el sistema nervioso simpático se activa única y exclusivamente cuando detectan un peligro, para prepararlos para luchar o escapar de la forma más rápida posible. Una vez ha pasado el peligro, el sistema nervioso parasimpático recupera sus funciones para que el organismo pueda recuperarse del estrés ocasionado comiendo y descansando. Por ejemplo: si observas cómo reaccionan un gato o un perro cuando oyen un ruido estridente, te darás cuenta de que se activan rápidamente, aunque al poco rato, cuando el ruido cesa, siguen con lo que estaban haciendo, vuelven a comer o a descansar como si nada hubiera ocurrido, y pasan la mayor parte del día en ese estado. Ésta es la manera natural que tiene el cuerpo de autorregularse: es lo que se llama homeostasis.

Una de las funciones del sistema nervioso parasimpático, llamado también sistema de recuperación biológica, es almacenar y conservar energía y reparar los tejidos dañados tras una situación de estrés. Es el sistema de la relajación, de la calma, de la reparación y del descanso, pero también de la digestión y del metabolismo. Por eso, cuando los niveles de cortisol y de adrenalina son elevados estamos desganados o nos cuesta dormir. Y, por el contrario, cuando el cuerpo se relaja una vez superado el peligro, recuperamos el apetito, pero también nos sentimos cansados, lo que nos invita a descansar, para restaurar el organismo y poder recuperarnos del estrés.

Como animales que somos, no estamos preparados para vivir con el sistema nervioso simpático activado en todo momento, ya que eso desequilibra todo el organismo e impide que pueda recuperarse de las situaciones estresantes. Que esté activado puntualmente nos ayuda a hacer frente a determinadas circunstancias que pueden suponer un peligro, como por ejemplo si se produce un incendio en el cine mientras estábamos viendo una película, o si nos persiguen por la calle y debemos salir corriendo. Pero vivir en estado de alarma de forma continua resulta contraproducente.

Nuestros cuerpos, como en el resto de animales, están preparados para responder a situaciones de estrés puntuales, pero no para vivir con estrés de forma permanente y a largo plazo.

Cuando vivimos en estado de alarma lo hacemos en modo de supervivencia. Esto significa que nos sentimos cansados, tristes y escindidos, que no tenemos energía para concentrarnos, para relacionarnos socialmente y que nos cuesta prestar atención. Cuando el estrés predomina en nuestras vidas, nos falta el deseo y la motivación y nos limitamos a sobrevivir.

Para encontrarnos bien y no padecer ansiedad es necesario que el sistema nervioso parasimpático compense los daños ocasionados por las situaciones estresantes (ya sea un incendio, una discusión con la pareja o con los jefes, realizar varias tareas a la vez, los tóxicos ambientales o el exceso de estimulación artificial). Y esta situación no es la habitual en el mundo moderno, en el que las personas vivimos estresadas por un motivo u otro la mayor parte del tiempo.

Cuando vivimos en estado de alarma, en alerta constante por todo lo que pueda suceder, las funciones de descanso y de digestión se ven alteradas, lo que afecta al funcionamiento de todo el organismo. Y es que tan importante es para la supervivencia que seamos capaces de reaccionar ante un posible peligro como que volvamos al estado de reposo cuando la amenaza ya ha pasado.

Sin embargo, aunque el estrés es un fenómeno habitual en las sociedades contemporáneas, hay personas que tienen más tendencia que otras a vivir en estado de alarma y, por lo tanto, a interpretar como amenazantes, o no, determinadas situaciones. Tal y como ya hemos ido anticipando, determinados factores epigenéticos, la educación y las experiencias vividas, sobre todo en los primeros años de vida, desarrollan un rol preponderante para explicarlo.

Si eres una de esas personas que vive permanentemente estresada y en alerta y a la que le cuesta relajarse y disfrutar de la vida, incluso cuando el entorno es favorable, te invito a realizar un viaje al pasado con el fin de buscar las causas que puedan explicarlo. Puedes remontarte a tu infancia o dejar que aparezcan libremente episodios e imágenes en tu mente de distintos momentos vitales. Tómate el tiempo que necesites. Puede que lo que dijeras, hicieras o sintieras cuando eras pequeño se castigase de varias maneras, ya fuera de forma verbal o no verbal. Si ésa fue tu realidad, es probable que de adulto consideres que el mundo y las personas son una amenaza, y que debes estar alerta para protegerte y huir o luchar ante cualquier situación potencialmente amenazante que pueda ponerte en peligro. Es posible que también te hayas convertido en una persona reservada, meticulosa, analítica o extremadamente prudente con lo que haces o dices, que tengas tendencia a la represión emocional y que te cueste salir de tus zonas de confort.

Comprender tu historia y darte cuenta de tus patrones es el primer paso para desactivar el estado de alerta y disminuir el grado en que esto condiciona tu vida. También te ayudará a dirigir la atención al cuerpo y a practicar actividades que estimulen el sistema nervioso parasimpático y disminuyan la actividad simpática, como el yoga, las técnicas de relajación, dar un paseo por el bosque o bailar. Más adelante abordaremos esto con detalle.

A continuación, te propongo algunas preguntas para ayudarte a detectar dónde se origina este estado de alarma y por qué:

- ¿Qué situaciones activaban tu estado de alerta en tu infancia?
- ¿Cómo eran tus padres con respecto a ti? (Sufridores, sobreprotectores, pasivos o ausentes, conciliadores, autoritarios...)
- ¿Qué mensajes verbales te mandaban? Anota las palabras que acudan a tu mente.

Duelo

El duelo es un proceso psicológico que se produce como consecuencia de una pérdida, del tipo que sea: una separación, la muerte de un ser querido, un cambio vital, el fin de determinadas etapas o el desmoronamiento de proyectos que te ilusionaban.

He querido dedicarle un apartado porque se trata de una reacción que implica una elevada carga emocional, tanto en lo que se refiere a la intensidad como por las emociones que a menudo aparecen relacionadas con él, siendo la ira, el miedo y sobre todo la tristeza las que predominan.

La ansiedad acompaña habitualmente estas emociones, junto con sentimientos de impotencia, vacío y culpa, pensamientos de incredulidad, confusión, desconcierto, preocupación, irrealidad, y sensaciones físicas en el plano corporal como sequedad de boca, opresión en el pecho o en el cuello, falta de aire o debilidad muscular, características del estrés generado por la situación traumática.

A pesar del dolor de determinadas experiencias, el duelo emocional forma parte del proceso normal que nos permite hacer frente a la pérdida para poder adaptarnos a la nueva realidad. Permitir la expresión de las emociones vinculadas al duelo de forma sana te ayudará a gestionarlo y a poder sobreponerte antes. Por el contrario, negarlas o reprimirlas no hará más que posponer el dolor, el cual puede enquistarse en forma de conflicto no elaborado, y eso acabará repercutiendo de una u otra manera en un futuro.

La duración y la intensidad del duelo varía mucho entre individuos y en función de cada situación. Cuando te sientes especialmente vulnerable es muy importante que respetes tus necesidades y tus ritmos y que no te exijas estar bien, así como acompañarte de personas que te ayuden a transitar esos momentos dolorosos y con las que puedas sentirte seguro para compartir y expresar tus sentimientos.

3

El reino de la mente

Hasta ahora hemos hablado de las emociones, hemos visto cómo la forma que tenemos de vivirlas puede generar ansiedad y que esto está condicionado sobre todo por la educación que hemos recibido y las experiencias vividas. Pero la ansiedad no siempre tiene un origen fisiológico; en muchas ocasiones, los pensamientos también nos juegan malas pasadas.

Somos animales racionales. Tenemos una mente privilegiada que nos permite leer, escribir, hablar, estudiar, recordar, planificar y aprender un sinfín de habilidades de diversa índole. Y también pensar y ser conscientes de todo lo que nos pasa o de lo que ocurre en nuestro entorno.

De todo esto se ocupa el neocórtex, también llamado cerebro racional o pensante. En los humanos ocupa la mayor parte de la masa cerebral y es la más desarrollada en nuestra especie. Aunque se encuentra presente en otros animales, especialmente en los primates, sus dimensiones son muy inferiores a las del *Homo sapiens* y, por lo tanto, se trata de una estructura mucho más simple. Esta región cerebral es la que aparece más tarde en la evolución y es la parte del cerebro que nos diferencia del resto de especies. Permite funciones cognitivas superiores como el habla, el conocimiento consciente, el pensamiento abstracto, la autoconsciencia y la introspección, así como un control motriz muy preciso y sofisticado. Gracias al neocórtex podemos inventar, planificar, especular, establecer metas, tomar decisiones, ser conscientes de nuestros comportamientos, adquirir conocimientos complejos, dirigir o focalizar la atención, y un largo etcétera. Y esto nos hace únicos.

Las personas tenemos la necesidad de dar un sentido a la experiencia y de establecer relaciones causa-efecto que nos permitan explicar el porqué de la realidad. Nuestra sed de conocimiento y de entender el funcionamiento del mundo y de cómo son las cosas ha permitido a la ciencia avanzar de manera extraordinaria, desde la medicina hasta la tecnología, pasando por otras muchas y diversas esferas.

Pensar, por supuesto, no es malo. Es necesario y aporta numerosos beneficios a nivel individual y también al conjunto de la humanidad. Pero los pensamientos son también generadores de diversos problemas y pueden ser causantes de malestar y de mucha ansiedad. De hecho, es en los pensamientos donde normalmente se origina el sufrimiento. La ansiedad no es más que una sensación corporal que se manifiesta en el cuerpo. Lo hemos repetido en varias ocasiones. Lo que nos genera malestar es la explicación que nos damos sobre lo que nos ocurre o sobre lo que sentimos.

Profundizaremos en ello en las siguientes páginas.

El poder de la mente

> Si se lo propone, todo ser humano
> puede ser escultor de su propio cerebro.
>
> Santiago Ramón y Cajal

Los pensamientos nos afectan. Probablemente más de lo que te imaginas. Con esto no pretendo angustiarte aún más, sino todo lo contrario. Cuando comprendas que lo que te dices a ti mismo tiene una relación directa con tu estado de salud, intentarás ser más cuidadoso con tus palabras y, de paso, te ahorrarás mucha ansiedad.

En el capítulo anterior hemos visto cómo la forma que tenemos de relacionarnos con las emociones y el diálogo mental que establecemos con ellas, sobre todo cuando las etiquetamos como buenas o malas, puede predisponernos a la ansiedad. Ahora bien, los pensamientos no se originan únicamente como una respuesta a las emociones, sino que también pueden ser generadores de emociones varias y, por lo tanto, de conductas.

Emoción <—> Pensamiento

La relación entre emociones y pensamientos es bidireccional. A veces, el origen de la ansiedad se encuentra en la mala gestión emocional, aunque no siempre es así. En muchas ocasiones son los pensamientos los que la generan. Por ejemplo: si experimentas un episodio de dolor de cabeza y seguidamente piensas que tienes una enfermedad grave, esto no sólo contribuirá a que tengas ansiedad sino que probablemente también agravará tu dolor. Si, en cambio, te relajas y confías en que se te pasará, sin darle más importancia de la que tiene en principio, lo más probable es que desaparezca normalmente.

Como ya hemos visto, el cuerpo no distingue entre el estrés generado por una situación amenazante real y una imaginaria. Cuando pensamos en posibles peligros futuros, aunque éstos probablemente nunca lleguen a producirse, nuestro cuerpo responde como si frente a nosotros hubiera un león. La respuesta fisiológica es prácticamente la misma; quizá no tan intensa, pero sí de carácter similar: aumenta los niveles de noradrenalina, adrenalina y cortisol y, con ello, nos prepara para luchar o huir. Recuerda que todas estas hormonas y neurotransmisores pueden elevarse en situaciones de estrés, cualquiera que sea su origen: físico o químico, mental o emocional.

Actualmente, sabemos que existe una relación directa entre los pensamientos negativos y el aumento de cortisol en sangre. Como ya hemos visto en el primer capítulo, cuando los niveles de esta hormona se mantienen elevados en sangre de forma continuada, se producen una serie de consecuencias negativas con efectos sobre prácticamente todos los órganos y sistemas del organismo, puesto que la mayoría de células de nuestro cuerpo tienen receptores para esa sustancia.

Los pensamientos negativos actúan como tóxicos y alteran el funcionamiento del organismo.

En este sentido, podemos decir ciertamente que aquello que pensamos, lo creamos. Si te levantas pensando que será un mal día, lo más probable es que atraigas situaciones que te lleven a corroborar esa creencia. Y, por lo tanto, que acabe convirtiéndose en un mal día, ya que el cerebro filtrará la realidad a través de las gafas del negativismo, quedándose exclusivamente con lo que le interesa ver para corroborar su idea.

Otro ejemplo del poder que ejercen nuestros pensamientos es el universalmente reconocido efecto placebo. Tradicionalmente, un placebo es una sustancia inerte a nivel farmacológico, es decir, sin principios activos, que se utiliza como control en los ensayos clínicos. Está claro que no siempre es así, aunque en muchos casos, los efectos terapéuticos esperados son los mismos para el grupo control (placebo) y para el grupo experimental, en el que se aplica el medicamento o tratamiento. Se trata de un fenómeno real, avalado por la ciencia, que funciona en dolencias diversas y en ámbitos muy dispares, y que depende esencialmente de nuestra capacidad de autosugestión. Este hecho demuestra sin lugar a dudas el poder de nuestra mente.

Si la mente lo cree, el cuerpo también.

¿La mente crea la realidad?

Que nuestros pensamientos tienen un impacto directo en el organismo y nuestra vida es innegable. Tienen la capacidad de hacernos sentir bien o mal y ejercen un enorme poder en nosotros. Ahora bien, no siempre son responsables de todo lo que nos ocurre, a pesar de que algunos autores les atribuyen un carácter predictivo o incluso mágico.

Afirmaciones del tipo «la mente crea la realidad», «si lo crees, puedes», «el límite lo pones tú», «atraes lo que piensas» y un largo etcétera, procedentes del mundo de las pseudociencias y de algunos sectores del cognitivismo, del *coaching* o de la psicología positiva, entre otros, pueden resultar peligrosas cuando adquieren un carácter absolutista, al obviar otras partes tan o más importantes de la experiencia. Y es que no siempre los pensamientos son los causantes de emociones y, por tanto, de conductas.

Que podemos controlar la vida mediante los pensamientos es una falsa ilusión, un espejismo que no sólo no nos hace bien, sino que puede llegar a perjudicarnos. Falacias de este tipo, que otorgan un protagonismo casi exclusivo a los pensamientos y que nos hacen creer que tenemos el poder de hacer que las cosas pasen o no, resultan engañosas y contraproducentes, porque nos convierten en personas excesivamente mentales y nos predisponen a la obsesión y a la culpabilidad. Un peso demasiado grande e innecesario que no vale la pena cargar, ¿no te parece?

Creer que podemos dominar todo lo que nos ocurre o lo que sucede a nuestro alrededor mediante lo que pensamos, creemos o deseamos es una trampa que puede llegar a limitar enormemente nuestra vida, y que nos carga con un exceso de responsabilidad que nos oprime, que no nos corresponde y que lo único que hace es añadir más sufrimiento a la experiencia.

A veces, como ya hemos visto, la información que recibimos del exterior modifica nuestros estados antes de pasar por el filtro de la razón. Somos mente, pero también somos cuerpo y emoción.

Somos mucho más que pensamientos.

Los pensamientos no lo son todo. Crean parte de la realidad, sí, pero no toda. Si diagnostican una enfermedad grave a un pariente cercano, que creas firmemente que se va a recuperar te ayudará a vivir la experiencia con más calma, pero tus pensamientos no tendrán ninguna influencia en el pronóstico y la evolución del enfermo. Hay situaciones que escapan al control de nuestra mente; creer lo contrario puede llevarte fácilmente a sentirte culpable, sobre todo si las cosas no salen como habías deseado.

Los pensamientos ejercen una influencia notable en la forma en que nos sentimos, pero no tienen el poder de modificar la realidad.

Cada uno de nosotros posee una parte instintiva y primigenia que nos conecta con una sabiduría ancestral, inherente al cuerpo, que sobrepasa la mente, escapa a los razonamientos de la lógica y nos proporciona una información muy valiosa.

Con esto quiero decir que a veces los pensamientos o la interpretación que hacemos de los acontecimientos nos provocan emociones y conductas:

Pensamiento –> Emoción –> Conducta

Pero, en ocasiones, también las emociones pueden anticiparse al pensamiento:

Emoción –> Conducta –> Pensamiento

Emociones y pensamientos mantienen una relación estrecha y bidireccional, y se influyen mutuamente:

Emociones <–> Pensamientos

No podemos controlarlo todo y no todo depende de nosotros ni de nuestros pensamientos. Pero hay algo que sí. Podemos elegir cómo vivimos lo que nos pasa y qué nos decimos en relación con eso. Es decir, **cómo interpretamos los acon-**

tecimientos y el significado que damos a la experiencia. Mediante nuestras elecciones conscientes también podemos adoptar hábitos que favorezcan un buen estado de salud.

Costará más o menos, pero siempre podemos educar la mente para pensar en positivo y no alarmarnos por cualquier cosa. También podemos frenar el hábito que tiene la mente de viajar hacia un futuro lleno de desgracias y catástrofes. Y esto es bueno, porque significa que no estás condenado a pensar negativamente, aunque ésa sea tu tendencia, y que podemos modular los pensamientos a nuestro favor para que nos ayuden y no para que nos hagan la puñeta.

Una actitud positiva te ayudará a vivir la vida con mayor calma y sobre todo a poder disfrutar del camino. Si te quedas anclado en los pensamientos negativos no serás capaz de ver las posibilidades que te ofrece una situación determinada.

Los pensamientos negativos actúan como sustancias tóxicas en el organismo y sus efectos pueden mantenerse en nuestro cuerpo durante horas. Por lo tanto, elige bien lo que te dices y no te enganches a creencias que no te hacen bien. La buena noticia es que nuestra mente es muy adaptable y aunque llevamos toda la vida pensando de una determinada forma, podemos educarla para que lo haga de otro modo. Y si pensamos diferente, también sentiremos diferente y, por lo tanto, viviremos de otra manera.

Plasticidad neuronal

Lo que repites, lo fortaleces.

El cerebro es uno de los órganos más moldeables y cambiantes de nuestro cuerpo. Se trata de una estructura viva que se renueva continuamente en función de las demandas y exigencias del entorno.

Cada día se producen nuevas neuronas mediante un proceso llamado neurogénesis. En el hipocampo, por ejemplo, una pequeña área del cerebro involucrada en la memoria y en la orientación espacial, se generan a diario más de un millar, lo que equivale a un 2 por ciento de las neuronas que alberga esta región.

Los seres humanos tenemos más de cien mil millones de neuronas unidas entre sí mediante una red de billones de conexiones que se llaman sinapsis. Con el aprendizaje generamos nuevas conexiones y, por lo tanto, nuevas rutas neuronales. Este fenómeno se llama neuroplasticidad o plasticidad neuronal o sináptica, y se refiere a la capacidad que tienen las neuronas para establecer nuevas sinapsis en respuesta a la experiencia.

¡Esto tiene unas connotaciones muy interesantes! Tanto por la capacidad que posee el sistema nervioso de recuperarse y de regenerarse después de una lesión, como por este potencial adaptativo que permite que podamos modular el cerebro voluntariamente mediante nuestros hábitos o modificando nuestros pensamientos. Por el contrario, las sinapsis o las rutas que no se utilizan acaban por atrofiarse y se eliminan, ya que para el cuerpo no tiene sentido invertir energía en lo que no se ejercita.

Al decidir cómo pensamos,
decidimos cómo sentimos.

La repetición es la base para consolidar nuevas rutas, como ocurre, por ejemplo, en los caminos que se abren en el campo o en la montaña a medida que pasan los excursionistas. Cuanto más ejercitemos el cerebro en una dirección determinada, más fortalecidas se verán las sinapsis que participan en la ruta neuronal implicada y más eficiente será la comunicación entre las neuronas, lo que se traducirá en cambios en nuestra forma de hacer las cosas y de pensar en el día a día. De entrada, al igual que sucede cuando aprendemos una nueva habilidad, como conducir o tomar fotografías, nos supondrá un esfuerzo, pero con la práctica se convertirá en algo automático y que realizamos naturalmente.

Podemos entrenar la mente para pensar de forma distinta. Y, por lo tanto, a sentir diferente y a vivir de una forma diferente.

El sistema de creencias

> Sólo nos convertimos en lo que somos a partir del rechazo total y profundo de lo que los demás han hecho de nosotros.
>
> JEAN-PAUL SARTRE

Se entiende por sistema de creencias el conjunto de ideas y opiniones a partir del cual un individuo interpreta el mundo, a los demás y a sí mismo. Es característico de cada persona y constituye el filtro a través del que damos significado a la vida. Los valores forman parte del sistema de creencias.

«Soy tímido», «soy simpático», «soy feo», «soy así», «el mundo es un lugar peligroso» o «la vida es para disfrutarla» son algunos ejemplos que pueden formar parte o no del sistema de creencias particular de cada uno.

Las creencias se van formando a lo largo de la vida, a través del proceso de socialización. Con el tiempo, acaban formando parte de nuestra identidad y nos definen.

Optimistas y pesimistas

El vaso medio lleno o el vaso medio vacío. La forma de pensar es característica de cada individuo, aunque puede modificarse con el tiempo, tal y como veremos en las próximas páginas. Hay personas que tienen tendencia a pensar más en positivo y otras que son más catastrofistas. Hay quienes ven el vaso medio lleno, medio vacío o quienes lo ven completamente vacío. ¿Quién crees que tendrá más ansiedad? La respuesta está clara, ¿no te parece?

Bastan unos minutos tras entablar una conversación con una persona para clasificarla en uno de estos grupos. Seguro que sabes también a cuál perteneces tú.

Te preguntarás por qué dos personas pueden interpretar de forma muy distinta una misma situación. Mientras una la ve como una oportunidad, la otra la contempla como un problema. Donde unos ven aventura, otros ven peligro; donde unos ven una casualidad, otros una mala intención, o donde algunos tienen miedo, otros sienten confianza. Y así con tantos aspectos de la vida.

La respuesta debemos buscarla, como ya sabrás, en nuestra historia, en el contexto microsistémico y macrosistémico en los que nos hemos criado, especialmente en los mensajes, implícitos y explícitos, que hemos recibido de nuestro entorno cercano, principalmente por parte de los padres o tutores. Pero también, en gran medida, por factores epigenéticos, de los que ya hemos hablado al principio del libro, que tuvieron lugar durante el embarazo o en la infancia y que nos predisponen a vivir de forma relajada y con calma, o en estado de alerta y de hipervigilancia.

Antes de continuar, te invito a responder a las siguientes preguntas.

¿Qué mensajes recibiste en casa cuando eras pequeño? Clasifícalos en optimistas o ansiolíticos (que calman la ansiedad) y ansiogénicos (que favorecen la ansiedad) o pesimistas, tal y como lo hago con estos ejemplos:

Mensajes	Ansiolíticos	Ansiogénicos
Estamos aquí para sufrir	X	
Las cosas no pueden salir bien	X	
Todo saldrá bien		X

Las experiencias vitales tempranas nos predispondrán a vivir, de jóvenes y de adultos, en estado de alerta o bien desde la calma. Nuestra historia nos predispone a pensar y a sentir de una forma u otra: a interpretar la vida como un lugar peligroso o a vivirla con confianza.

No se trata de vivir en el *planeta piruleta* ni de ser un pardillo. Se puede ser realista sin ser catastrofista, sin pensar siempre en negativo y viendo lo peor de cada situación. Y eso no es óbice para que te enfades cuando sea necesario o que estés triste y tengas miedo en determinadas ocasiones.

Dicho de otro modo: tus pensamientos pueden ser ansiolíticos (tranquilizadores) o ansiogénicos (generadores de ansiedad), como ocurre con determinados fármacos o alimentos, aunque en este caso la medicina se encuentra en tu mente. Tú decides dónde pones el punto de mira. De ti depende que te centres en las partes de la experiencia que te provocan placer y bienestar o en las que te generan sufrimiento. Evidentemente, este hábito estará condicionado por los aprendizajes que hayas hecho a lo largo de tu vida, pero que tengas tendencia a pensar en negativo ahora no tiene por qué determinar tu futuro, ya que la capacidad de focalizarte en aspectos que te son más favorables se puede entrenar.

> En psicología, focalizarse es la capacidad mental de centrar la atención en determinados aspectos de la vida, ya sea del mundo exterior, del interior o de los demás. Los aspectos en los que tenemos tendencia a focalizarnos, así como la capacidad de cambiar de punto de mira cuando aquello en lo que nos fijamos no nos resulta favorable, determinarán en gran medida nuestro bienestar mental, así como nuestra inclusión en el grupo de optimistas o de pesimistas.

Modificar los pensamientos negativos que nos perjudican y sustituirlos por otros más adaptativos es la base de las terapias cognitivas.

¿Qué te dices a ti mismo? ¿Dónde pones el punto de mira? ¿En los aspectos positivos o en los negativos de la experiencia? ¿En el disfrute o en la alarma?

Los padres internalizados

> Si no rompes con las lealtades familiares, seguirás siendo esclavo de tu personalidad.
> Sólo te liberas rompiendo de verdad el cordón umbilical.
>
> Mònica Fusté

De los padres no heredamos únicamente genes, sino también todo un sistema de valores, creencias y actitudes hacia la vida. Muchas veces, las palabras que utilizamos para comunicarnos con los demás pero también con nosotros mismos, o para explicar el mundo, obedecen a patrones propios de los progenitores, sobre todo cuando éstos no han sido cuestionados en algún momento de nuestra vida.

Dentro del núcleo familiar hemos aprehendido una manera de interpretar la realidad y de dar significado al mundo y también lo que está bien y lo que no, lo que es bueno y lo que no, al menos a los ojos de nuestros padres. De forma verbal y no verbal, a través de lo que ellos nos decían o hacían, internalizamos su sistema de creencias y lo adoptamos como propio. Así, nos limitamos a reproducir los modelos de nuestros padres, quienes, a su vez, los heredaron de los suyos y éstos de nuestros bisabuelos, y así sucesivamente, generación tras generación.

No heredamos únicamente genes, sino también creencias y conflictos no resueltos de nuestros antepasados.

Cuestionar si son o no son válidos para ti, aquí y ahora, es la única forma de construir una identidad propia que responda a tus intereses y necesidades, quedándote con lo que consideres que es bueno y descartando lo que no te resulta útil. Y esto pasa por romper el vínculo emocional infantil con tus **padres internalizados**, que se hacen presentes a través de una voz interior que te juzga y evalúa continuamente, que te aprueba o recrimina en función de tus actos, pensamientos o emociones. Solamente así dejarán de condicionar y dirigir tu vida.

Sobre el orden, el dar y el recibir...

El amor sin orden se convierte en una carga.

XAVI CAÑELLAS

El sistema familiar se rige por unas leyes. Una de ellas es la que se refiere al orden: el de llegada y la existencia de una jerarquía. Y este orden es importante y debe mantenerse, o de lo contrario se generan cargas que acompañan a los individuos durante toda su vida.

Las alteraciones en el orden familiar tienen consecuencias que, de no revertirse, se arrastran en la edad adulta y pueden transmitirse de generación en generación.

La vida tiene una dirección: los padres miran hacia sus hijos y éstos, si los tienen, hacia su descendencia. Si en lugar de mirar hacia la propia vida, o la de mis hijos, miro hacia mis padres, ese orden natural se altera y eso supone un consumo de energía que no puede mantenerse con el tiempo. Esto agota y, además, a la larga pueden desencadenarse desórdenes emocionales que se manifiestan en el plano físico, como alteraciones autoinmunes u otras enfermedades.

En otras palabras: los hijos deben compartir como hijos y, los padres, como padres. Los padres dan y los hijos reciben. Así, todo está en orden. Ejercer de padres de nuestros padres no es natural, implica renunciar a la propia vida y tiene un coste muy alto.

Y tú ¿qué rol —o roles— desempeñas en el sistema familiar?

Es importante que comprendas que cuestionar el sistema de creencias no implica romper con tus padres, alejarte físicamente de ellos ni dejar de verlos o llamarles, sino superar tu condicionamiento mental a ser una persona que en realidad no eres para satisfacerlos. Con esto no quiero decir que debas descartar todo lo que te han enseñado o lo que aprendiste de ellos, de uno u otro modo. Seguro que hay valores y conductas que compartes que siguen siendo válidos y que desarrollan una función positiva en tu día a día, pero probablemente hay otros que no, porque en realidad no te identificas con ellos y, además, te generan ansiedad y sufrimiento. Porque lo que es o fue válido para tus padres no tiene por qué serlo para ti. O sí. En cualquier caso, conocer de dónde procede la voz que te habla te ayudará a elegir conscientemente sobre tu vida, y así evitarás que esté dirigida por pensamientos que en realidad no deberían formar parte de tu sistema de creencias, y que hasta ahora estaban decidiendo por ti.

Madurar comporta romper el vínculo emocional infantil con los padres o tutores y vivir tu propia vida. Esto pasa por librarte del peso inconsciente que siguen ejerciendo sobre ti tus padres internalizados. Vaciarte de todo lo que te han hecho creer que eras, en casa o en la escuela, para ser quien realmente eres.

Sin embargo, la voz interior no obedece exclusivamente a un sistema de valores que nos han transmitido de forma expresa o inconsciente, sino también a la necesidad que tenemos los seres humanos de pertenecer a un grupo y de sentirnos seguros, queridos, aceptados y aprobados. Con la voluntad de no decepcionar a nuestros padres, de no hacerles daño y también para recibir su amor o su atención, aprendimos a respetar una serie de leyes (implícitas o explícitas) y a adecuar nuestra imagen y nuestra forma de actuar y comportarnos como nos resultaba más funcional en aquel microsistema. Aprendimos a ser fieles al sistema en nombre de la lealtad familiar y aprehendimos también cuál era nuestra función en él.

Todo esto, en la edad adulta, sobre todo según nuestra experiencia en este sentido y de los aprendizajes que realizáramos, puede llevarnos a tolerar comportamientos que nos perjudican, a mantener relaciones tóxicas, o a trabajar o estudiar en ámbitos que, en realidad, no nos satisfacen y que responden a la voluntad de seguir obedeciendo unas determinadas leyes familiares. Y es que para el subconsciente es más importante satisfacer las necesidades de seguridad y pertenencia y la supervivencia del sistema familiar, que la felicidad o el bienestar individuales.

El sistema familiar está por encima del individuo y por eso hará lo que sea necesario para asegurar su supervivencia y no comprometerlo.

Normalmente, la familia/casa es donde nos hemos sentido más seguros; por eso, nuestras conductas, en muchos casos, se encaminan a perpetuar hábitos que aprendimos en la infancia, que refuerzan esta idea de seguridad que tenemos, y a buscar la aprobación y el cariño del modo en que aprendimos a obtenerlos cuando éramos niños. Esto también es importante que te lo cuestiones si aún no lo has hecho, porque sólo podrás vivir con libertad cuando seas capaz de romper los contratos emocionales invisibles que te mantienen unido a tus padres internalizados.

Ejercicio sobre los padres internalizados

El siguiente ejercicio tiene como objetivo que tomes consciencia de la procedencia de los pensamientos, palabras o formas de actuar que imperan en tu vida, así como ayudarte a construir una identidad genuina a partir de los valores que realmente elijas tú. Con este propósito, te invito a prestar atención durante los próximos días a lo que te dices a ti mismo y a los demás. ¿Qué expresiones utilizas? ¿Son realmente tuyas o te recuerdan a alguien?

Es fácil que nos sorprendamos con pensamientos o comentarios que verbalizamos o que forman parte de nuestro diálogo interno y que en realidad no nos pertenecen. Los hemos heredado de nuestro padre o de nuestra madre, o los hemos aprendido de las personas significativas con las que nos hemos relacionado a lo largo de nuestra vida.

1. Anótalos en tu cuaderno a medida que aparezcan. Aquí tienes algunos ejemplos:

Pensamientos o expresiones	¿A quién me recuerdan?
No se llega a ninguna parte sin sacrificios.	Padre
Si las cosas van bien, mejor dejarlas como están.	Madre
En la vida hay que probarlo todo.	Hermano
Las mujeres deben satisfacer a sus maridos.	Amiga
Es importante ser económicamente autónomo.	Padre
Enfadarse no sirve de nada.	Madre

2. Detente en cada uno de los mensajes que has escrito y comprueba qué implicaciones tienen y cómo pueden llegar a condicionar tu vida, cuando eras pequeño, y también ahora, como adulto, a nivel cognitivo, conductual y corporal. No todas las creencias tienen por qué ser limitantes; algunas pueden desarrollar o haber desarrollado un rol positivo en tu vida.
3. Responde también a las siguientes preguntas en relación con cada una de las expresiones escritas antes:

- ¿Es positivo este mensaje o pensamiento para mi vida?
- ¿Me ayuda a vivir la vida que deseo?
- ¿Quiero que forme parte de mi sistema de creencias de ahora en adelante?

Tómate el tiempo que necesites. Quizá algunas expresiones aparecerán de manera inmediata y clara, mientras que otras surgirán espontáneamente cuando menos te lo esperes. Tira de cada uno de los hilos y comprueba a dónde te llevan. Sin juzgar. Simplemente observa. Escribirlo te ayudará a tomar consciencia y a separarte de esos padres internalizados que siguen ejerciendo una influencia en tu forma de vivir. Es importante que comprendas que mientras continúes creyéndote esos mensajes que no compartes, seguirán teniendo poder sobre ti.

4. Finalmente, para terminar con esta parte, te propongo un último ejercicio. Para cada una de las expresiones que has escrito en el primer apartado, sobre todo para las que consideres limitantes o poco favorables, anota qué mensajes habrías deseado recibir por parte de tus padres en vez de ésos. ¿Qué te hubiera gustado oír y no te dijeron?

No juzgues a tus padres. A pesar de las carencias que puedan tener, seguro que puedes agradecerles muchísimas cosas en muchos aspectos.

Te invito también a hacer una lista de todo lo bueno y de los mensajes positivos y de los valores que has recibido de tus padres. ¡Seguro que son muchos!

No exijas a tus padres que sean de otra manera, porque lo más probable es que no sirva de nada salvo para discutir y acabar agotado. Lo que sí puedes hacer, como adulto que eres, es cuidar tú mismo de tu niño interior: adoptar el rol de los padres que, en algunos aspectos, no tuviste, darte lo que no recibiste o decirte aquello que te hubiera gustado oír. Así pues, cuando te sorprendas diciendo o pensando algo que no te pertenece y que te perjudica, sustitúyelo por expresiones más favorables. Una y otra vez. De este modo, los pensamientos heredados poco favorables irán desapareciendo, mientras que los segundos (adquiridos de nuevo y elegidos por ti) irán instaurándose cada vez con mayor fuerza a medida que los vayas repitiendo. Ya hemos visto antes que ésta es la base para que el cerebro aprenda una nueva forma de pensar, y se asiente en ella en forma de nuevas sinapsis y rutas neuronales.

Cuanto más practiques, más fácil te resultará construir tu propio sistema de creencias y valores, que coincidirá en algunos aspectos con los de tus padres y, en otros, no. Sea lo que sea aquello que decidas incluir en él, que sea porque tú lo has elegido.

Distorsiones cognitivas

Pienso, luego temo.

David Burns

Que los pensamientos pueden ser generadores de ansiedad es algo que ya hemos ido viendo en las páginas previas. En este apartado nos centraremos en algunas de las principales distorsiones cognitivas que pueden causar ansiedad. Ser conscientes de ello y aprender a detectarlas es el primer paso para que dejen de condicionar nuestra vida.

Se trata de interpretaciones erróneas de la realidad y respecto a uno mismo, pero también en relación con los demás o con la vida. Llevan a la persona a percibir el mundo de manera poco objetiva y, al mismo tiempo, disfuncional; se presentan en forma de pensamientos automáticos y dan lugar a conductas desadaptativas que suelen ir acompañadas de malestar y sufrimiento.

Los pensamientos negativos que se generan a partir de estas interpretaciones refuerzan los esquemas cognitivos del individuo y, con ello, la dinámica se perpetúa y se intensifica, convirtiéndose en un círculo vicioso.

Conozcamos algunos de los errores cognitivos más frecuentes:

1. **La generalización excesiva:** A partir de un hecho aislado, generalizarlo en otras situaciones de la vida. Por ejemplo: «Todo me sale mal», porque has cometido un

error o has tenido un mal día; «todo el mundo se olvida de mí», porque una persona no te ha respondido un WhatsApp; «nunca me encontraré bien», etcétera.

2. **Pensamientos «todo o nada»:** Pensar en términos absolutos, en blanco o en negro, sin término medio. Ejemplo: o soy la persona más feliz del mundo o estoy hundida. O saco un diez en el examen o habré fracasado. O me quieres o me odias.
3. **Magnificación y minimización:** Exagerar y amplificar la realidad o restarle importancia. «¡Me estoy desangrando!», al sufrir una pequeña herida, o cuando alguien te comenta algo que le preocupa, decirle: «¡No es para tanto!». En estos casos se estaría magnificando lo propio y minimizando lo que les sucede a los demás.
4. **Lectura del pensamiento:** Dar por hecho lo que piensan otras personas. Por ejemplo: «seguro que lo hizo porque le caigo mal».
5. **Catastrofismo:** Imaginar lo peor: «Hace media hora que María no me contesta. Seguro que ha sufrido un accidente». Se relaciona con otro error cognitivo común, la adivinación del futuro, que consiste en dar por sentado lo que ocurrirá, en general también de carácter catastrofista. Ejemplo: «Suspenderé el examen» o «me echarán del trabajo».
6. **Los «debería»:** Obligarse a ser, hacer, pensar o sentir de otra manera. «No debería ser tan tímido», «debería entrenar más», etcétera.
7. **Autoinculpación:** Creer que todo lo que ocurre es por culpa de uno mismo: «Es por culpa mía». O la inculpación de los demás: creer que todo lo que te ocurre es por culpa de las otras personas.
8. **Descartar lo positivo:** Ver sólo la parte negativa de uno mismo, de una persona o de una situación. Ejem-

plos: «Es una persona insoportable», «es horroroso»...

9. **Poner etiquetas:** Utilizar palabras, a menudo con connotaciones negativas o peyorativas, para definirse a uno mismo o a los demás: «Soy/eres/es tonto», «soy un fracasado», «soy un desastre», «soy tímido», «soy feo», etcétera.
10. **Razonamiento emocional:** Interpretar la realidad a partir de cómo me siento. «Tengo ansiedad; por lo tanto, esto significa que estoy en peligro o que va a ocurrir algo malo. De lo contrario, no me sentiría así.»

¿Te resultan familiares? ¿Te suena alguna de estas distorsiones? Cuando reconozcas estos pensamientos en tu vida, te invito a formularte la siguiente pregunta: ¿realmente son ciertos? ¿Puedo afirmar con seguridad que esto es o será así?

Puede que te identifiques más con algunos pensamientos que con otros, ya que son característicos del sistema de creencias de cada uno. Sea como fuere, aprender a reconocer los errores cognitivos y cuestionarlos es el primer paso para romper ese hábito y para que dejen de condicionar tu vida. Recuerda que puedes reeducar tu mente para que piense de forma diferente. En el momento en que dejes de creerte estos pensamientos y los sustituyas por otros más favorables, el poder que ejercen en ti se desvanecerá y, con ello, la ansiedad vinculada a ellos.

El peso de los «debería»

Se trata de una de las distorsiones cognitivas más frecuentes y que todos, en mayor o menor medida, hemos experimentado en algún momento de nuestra vida. Los «debería» son imperativos camuflados que generan una enorme presión en nosotros porque nos hacen sentir inadecuados, que no somos lo bastante buenos o que no hacemos las cosas de forma suficientemente «correcta». Nos los decimos a nosotros mismos o nos llegan a través de los demás. Al creerlos, generan ansiedad y sufrimiento.

En algunas personas, la mente está diciéndoles continuamente lo que deben sentir y lo que no, exigiéndoles ser de una manera diferente de cómo son, con la voluntad de adecuarse a las propias expectativas o a las de los demás. En estos casos es especialmente importante entender que cada persona es única, y que no tienes por qué sentir ni actuar como lo hacen las otras personas. Mientras no te liberes de todas estas exigencias, vivirás en lucha contigo mismo.

¿Cuáles son los «debería» que se presentan más repetidamente en tu vida?

Creencias contraproducentes

Muy relacionadas con los errores cognitivos, aunque no son lo mismo, están las creencias contraproducentes. Se trata, como su nombre indica, de pensamientos poco favorables que condicionan y dirigen nuestras conductas.

A continuación, encontrarás algunos ejemplos de las creencias contraproducentes más comunes:

Perfeccionismo: Creer que debes ser perfecto para ti mismo o para gustar o impresionar a los demás, para sentirte aceptado, apreciado y querido. Las personas con esta creencia intentan esconder a toda costa sus debilidades y no mostrarse nunca vulnerables ante los demás.

Victimismo: Tendencia a considerarse una víctima o a hacerse pasar por tal.

Adicción a los éxitos: Construir tu identidad o definirte en función de los éxitos alcanzados o de tu productividad.

Adicción a la aprobación: Necesidad de recibir la aprobación de los demás. Cuando alguien no aprueba lo que haces, te entristeces o te sientes amenazado y te pones a la defensiva.

Adicción a las redes sociales: La persona construye su identidad o define su valía a partir de la respuesta obtenida en las redes sociales, ya sean presenciales o virtuales. Es común en personas que presentan adicción a la aprobación.

Fobia a los conflictos: Creer que enfadarse o discutir es peligroso. Las personas con esta creencia tienden a evitar los enfrentamientos y suelen mostrarse de acuerdo con los demás, compartan lo que dicen o no.

Emotofobia: Fobia a determinadas emociones o sentimientos. No permitirse estar triste, enfadado o sentir angustia, envidia, etcétera, o la incapacidad para tolerarlas en los demás. Este concepto también se refiere a la voluntad de ocultar determinadas emociones para no perturbar o molestar a otros, fingiendo estar siempre bien.

Hipocondría: Preocupación excesiva por la salud y tendencia a exagerar los síntomas, ya sean reales o imaginarios.

Sumisión: Creer que debes satisfacer las necesidades de los demás, que su felicidad o su bienestar están por encima de los tuyos. Las relaciones, en este caso, pueden convertirse en una forma de esclavitud, al considerar que si no das lo que los demás esperan, les perjudicarás o no te querrán.

Verdad: Estar convencido de que siempre se tiene la razón y de que los demás están equivocados.

Perfeccionismo emocional: Tendencia a creer que siempre hay que estar contento y alegre, y ser feliz y confiado.

Inferioridad: Considerarse inferior, sin valía y menos capaz que los demás.

Superioridad: Considerarse superior y mejor que los demás.

Miedo al rechazo: Creer que si te rechazan es porque hay algo malo en ti y por eso te quedarás solo.

Pensamiento mágico: Tendencia a pensar que si te preocupas lo suficiente, las cosas saldrán bien.

Deseabilidad social: Se relaciona íntimamente con el perfeccionismo, con el perfeccionismo emocional y con la adicción a la aprobación. En estos casos, la persona construye su imagen a partir de lo que considera deseable y digno de admiración, y ésta es la versión de sí misma que muestra a los demás. Se trata de una tendencia bastante habitual actualmente, que no se aplica únicamente a los entornos presenciales, sino también a las redes sociales virtuales, en las que la persona no se muestra cómo es en realidad sino de la forma en que cree que va a gustar más a los demás.

¿Te resultan familiares? ¿Te identificas con alguna o varias de estas creencias?

Ten en cuenta que, para que una creencia sea considerada contraproducente, los pensamientos deben ser generalizados y repetitivos, y deben formar parte del sistema de creencias particular. Si aparece de forma espontánea y ocasional no se la definiría como tal.

Que estas u otras creencias formen parte de tus patrones cognitivos dependerá principalmente de los aprendizajes que hayas realizado a lo largo de tu vida. Quizá aprendiste que para recibir la aprobación, la atención o el amor de tus padres, o de uno de ellos, debías ser perfecto, entendiendo como tal ser un buen estudiante, un hijo ejemplar o un buen profesional en la edad adulta; o que si te mostrabas «socialmente deseable» obtendrías la admiración y los favores de los hombres o de las mujeres. Tal vez cuando te preocupabas tuviste la sensación en varias ocasiones de que las cosas funcionaban como querías, y a la inversa cuando no lo hacías, y esto reforzó el pensamiento mágico.

Lo que está claro es que si estas creencias contraproducentes —o cualquier otra— forman parte de tu manera de entender y de interpretar la vida, es porque alguna función han llevado a cabo. En la mayoría de los casos nos aportan seguridad y una falsa sensación de control: «Si hago esto, obtendré eso». Mientras sigan teniendo una función en tu vida, seguirán ejerciendo poder sobre ti y rigiendo tus conductas. ¿Y esto qué problema plantea? Que en algunos casos generan mucho sufrimiento, ansiedad y malestar, porque pueden llegar a esclavizar a la persona que sigue estos patrones. Nos restan libertad y nos impiden convertirnos en seres auténticos y actuar en función de nuestros deseos genuinos, porque lo que hacemos lo acabamos haciendo para obtener algo, a menudo de los demás.

Que seas consciente de en qué grado las creencias contraproducentes forman parte de tu vida y la condicionan te ayudará a entender cómo funcionas y por qué actúas como lo haces en determinadas ocasiones. El primer paso es reconocer su presencia. El segundo, sacarlas a la luz y destaparlas.

- ¿Qué me aporta pensar y actuar de esta forma?
- ¿Qué beneficios obtengo?
- ¿En qué me limita o me perjudica?

Existe una técnica llamada la **técnica de la flecha descendente** que puede ayudarte en este proceso, y restar así poder a esos pensamientos que te obligan a actuar en una determinada dirección. Te será útil tanto en este caso como en el de las distorsiones cognitivas. Consiste en seleccionar una creencia o pensamiento negativos y hacerte la siguiente pregunta: «Si este pensamiento fuera cierto, ¿qué significaría para mí?». Probablemente, en respuesta a esta pregunta, te aparecerá otro pensamiento negativo. De nuevo, formúlate la misma pregunta. Repite este proceso hasta generar una cadena de razonamientos. Así será más fácil llegar al pensamiento de base que sustenta la creencia inicial.

Puedes realizar el mismo ejercicio sustituyendo la pregunta anterior por ésta: «¿Qué pasaría si...?» o incluso alternarlas. Por ejemplo: un conocido te propone quedar para tomar un café. Tú estás muy ocupado y, en realidad, no te apetece, pero no te atreves a decirle que no.

↓ ¿Qué ocurriría si le dijeras que no?

Una posible respuesta podría ser: «Entonces, nunca más me propondrá quedar y quizá otro día sí me apetezca».

↓ ¿Qué ocurriría si nunca más te propusiera quedar?

«Que no tendría a nadie con quien quedar.»

↓ Si este pensamiento fuera cierto, ¿qué significaría para ti?

«Que me quedaría solo.»

↓ ¿Qué ocurriría si te quedaras solo?

«Que podría sufrir una depresión.»

Etcétera.

Y así, seguir tirando del hilo hasta que vayas quitando capas y llegues a descifrar el origen real de lo que te asusta y que está manteniendo ese pensamiento y, por lo tanto, la ansiedad y la conducta que se derivan de él.

Angustiados por el mañana y atrapados en el ayer

> La vida es lo que ocurre mientras haces planes para tenerlo todo atado.
>
> John Lennon

Viajar en el tiempo puede ser útil en determinados momentos: para recordar o para planificar. Pero, a veces, pensar en el pasado o anticipar el futuro puede convertirse en un problema, sobre todo cuando esos pensamientos se manifiestan de forma rumiante y nos impiden ver las cosas con perspectiva, a la vez que nos desconectan del presente.

Veámoslo con un poco más de detalle.

Preocupación por el futuro

Muchas personas viven constantemente preocupadas por lo que pueda suceder en el futuro. Por el trabajo, por los hijos, por los padres, por los estudios, por la salud, por el amor, etcétera. Necesitan sentir que lo tienen todo controlado. Y esto no siempre es posible. La vida es incierta. Si éste es tu caso, aceptar que no siempre lo puedes saber todo y que no todo está en tus manos te ahorrará mucho sufrimiento.

Puede que sientas que cuanto más pienses, más control tendrás sobre tu vida y más fácil te resultará encontrar soluciones a lo que te preocupa. Sin embargo, esta relación no siempre se da. En realidad, muchas de las respuestas que buscamos aparecen espontáneamente cuando no pensamos en ellas o cuando bajamos el volumen de la mente. ¿Nunca has estado atascado intentando resolver un problema y, al dejar de pensar en él, al salir a pasear o a correr, la solución ha aparecido de manera espontánea?

Preocuparse es ocuparse antes de tiempo. Muchas veces para nada. En realidad, la mayoría de las cosas que te preocupan nunca pasarán en la vida. Sin embargo, el cuerpo las vive como si fueran reales. Ya lo hemos visto anteriormente: el organismo no es capaz de distinguir entre el estrés ocasionado por una situación real y una imaginaria. Si tu mente se cree todos los pensamientos negativos que aparecen al imaginar el futuro, el cuerpo también.

Las principales causas de preocupación por el futuro son:

- El miedo a enfermar
- El miedo a la muerte
- El miedo a hacer el ridículo
- El miedo a perder el control
- El miedo a lo que dirán o pensarán
- El miedo a hacer daño
- El miedo a la soledad
- El miedo al compromiso
- El miedo a la pérdida

Es normal que estés preocupado por estos motivos en determinados momentos de tu vida. El problema se presenta cuando, sin causa real alguna que lo justifique, la mente se estanca imaginando un futuro con los peores escenarios posibles y los pensamientos se vuelven recurrentes. Son el peso de lo que llamo los *ysíes*, es decir, de los «¿y si...?», en referencia a uno mismo o a los demás.

Los *ysíes* condicionan nuestra vida, porque imaginamos futuros escenarios de carácter negativista. Tratan de protegernos y de evitar cualquier peligro, manteniéndonos en las zonas de confort, pero, al mismo tiempo, también nos limitan enormemente. No se trata de correr riesgos innecesarios o de cometer imprudencias, sino de valorar cada situación en función del riesgo existente (lo que en muchos casos estará condicionado por las propias capacidades) y de los beneficios que puedo obtener. Efectivamente, existe la posibilidad de que el pronóstico de los *ysíes* se cumpla, pero también puede ocurrir lo contrario —de hecho, esto suele ser lo más probable—: que lo consigas, que las cosas salgan como te gustaría, que tengas éxito, que no sufras ningún accidente o que te digan que sí. Y si no sale bien, ¡lo habrás intentado y habrás aprendido algo de la experiencia!

A veces, el mayor riesgo es no intentarlo.

Ante preocupaciones recurrentes, o si eres de los que en raras ocasiones se aventuran a ir un poco más allá de las zonas de confort, hazte la siguiente pregunta:

- ¿Está fundamentado mi sufrimiento?
- ¿Qué probabilidades existen de que lo que me preocupa ocurra de verdad?
- ¿Merece la pena asumir este riesgo?
- ¿Qué pasaría si...?

Aprender a asentar la mente en el presente y centrarse únicamente en lo real y en lo que está sucediendo aquí y ahora evitará que te angusties por cosas que probablemente nunca ocurrirán, y además te hará ser mucho más efectivo en tu día a día. No puedes resolver lo que no ha sucedido, porque no existe. Así pues, céntrate en el presente y focalízate en lo que sí está en tus manos. Ésta es la mejor manera de procurarte un buen futuro.

Del mismo modo que podemos entrenar la mente para que piense de manera más favorable y adaptativa, también podemos hacerlo para que aprenda a vivir en el presente. Conseguirlo es un hábito que, como cualquier otro, necesita únicamente de tiempo, dedicación y paciencia.

Anclados en el pasado

No sólo ocupamos la mente imaginando un futuro que está por venir, sino que a veces también está atrapada en un pasado que ya hace tiempo que existió.

Ciertamente, el pasado puede aportarnos información muy valiosa. Permite que entendamos mejor quiénes somos, de dónde venimos, por qué actuamos como lo hacemos y por qué tenemos tendencia a sentirnos de una o de otra forma. Comprender el pasado forma parte de la mayoría de abordajes psicoterapéuticos y es, también, un trecho importante en el camino hacia el autoconocimiento, por el papel que éste juega en nuestra vida. Prestarle atención nos ayudará a revelar aspectos hasta ahora inconscientes que pueden estar condicionando nuestra vida en la actualidad, y generarnos ansiedad y sufrimiento. En este sentido, realizar incursiones puntuales en el pasado es sano, necesario y muchas veces inevitable si queremos sentirnos bien, porque puede ayudarnos a vivir el presente de forma más plena, auténtica y satisfactoria.

No obstante, permanecer continuamente anclados en el pasado nos aleja de la vida que tiene lugar aquí y ahora. Los remordimientos, la culpa, la melancolía o la frustración aparecen cuando interpretamos el pasado, con el sufrimiento que a menudo acompaña a estos sentimientos.

Culpa

> Cada uno es responsable de su propia felicidad.
> No debes encargarte de la felicidad de nadie (ésa es una idea errónea).
> Sólo eres responsable de la tuya.
>
> MÒNICA FUSTÉ

La culpa es uno de los sentimientos más autodestructivos y limitantes que existen. Aparece cuando pensamos que hemos actuado en contra de nuestros principios éticos, individuales o sociales, y que al hacerlo hemos perjudicado a otro individuo o a nosotros mismos. Pero también nos sentimos culpables por no satisfacer las expectativas de los demás y las propias.

¿Por qué motivos o en qué ocasiones te sientes culpable? (Anótalo en tu cuaderno antes de seguir leyendo.)

La culpa se relaciona con la dificultad para poner límites, y se explica a partir de creencias y aprendizajes que hemos ido adquiriendo a lo largo de la vida, sobre todo durante la infancia. Se trata de un estado afectivo en el que la persona experimenta un conflicto interior por hacer algo que cree que no debería haber hecho, o a la inversa.

Sentirnos culpables en determinados momentos de nuestra vida es natural: si atropellamos a una persona, si hacemos daño a un animal, si nos prestan un ordenador y se estropea, si nos olvidamos de un encargo o de felicitar a un amigo por su cumpleaños o si suspendemos un examen porque no habíamos estudiado lo suficiente.

Aunque existen motivos universales para la culpa, en general se trata de una experiencia individual que está muy ligada a la educación recibida, a las creencias particulares y al contexto social en el que nos ha tocado vivir. Por eso, se trata de un sentimiento que tiene una enorme variabilidad interindividual y que, por lo tanto, cambia mucho de una persona a otra, y también culturalmente. Por ejemplo: alguien vegano se sentirá mal al comer carne o incluso al ver cómo otro la come, algo que no suele ocurrir en el caso de una persona que no comparta estos valores o creencias; sin embargo, una persona musulmana puede sentirse culpable al saber que ha comido cerdo, o una chica educada convencionalmente en el catolicismo, por tener relaciones sexuales antes del matrimonio.

Hay una culpa que es natural y sana, que nos hace más humanos y mejores personas, porque nos encamina hacia el bien individual y común; pero hay otra que es insana, irracional, inculcada y que nos predispone a la ansiedad, nos condiciona, limita y puede llegar a esclavizarnos si no le paramos los pies.

La culpa desde un punto de vista histórico y social

Desde tiempos inmemoriales, la culpa ha sido una estrategia de manipulación que han utilizado los gobernantes y las altas esferas para ejercer su poder. El funcionamiento es simple: yo te hago sentir culpable de algo y así consigo que hagas lo que quiero.

Todas las grandes religiones de la historia se han valido de la culpa para tener controlada a la población, al hacernos creer que según qué hiciéramos podíamos enojar a los dioses. De esta forma, las enfermedades, las tormentas o los episodios de sequía se consideraban castigos divinos. Así surge la idea del bien y el mal. Con la llegada del cristianismo, aparece un nuevo concepto estrechamente vinculado a la culpa: el pecado. La Iglesia, ufana de poseer la verdad y de conocer la palabra de Dios de primera mano, criminaliza todo lo que la asusta y que pueda restarle poder: «Si hacéis lo que os digo, iréis al Cielo. Si no, seréis castigados». Esto explica por qué la brujería fue perseguida y condenada, así como también la ciencia. Porque los asustaba, en tanto que podía arrebatarles poder y el orden que tenían establecido.

En nuestra sociedad, de generación en generación y de siglo en siglo, se fue transmitiendo de padres a hijos un concepto del bien y del mal creado por la Iglesia cristiana que aún hoy sigue muy arraigado en nuestra vida, a pesar de que podamos considerarnos agnósticos o ateos.

Las mujeres somos las que más hemos sufrido sus consecuencias en diversos ámbitos, pero sobre todo en la forma de entender el sexo, el cual, en un entorno católico-cristiano, se desvincula del placer y únicamente tiene sentido dentro del matrimonio y con fines reproductivos. Con el deseo aparece la culpa, porque seguimos sintiendo que estamos haciendo algo sucio o malo, cuando en realidad el placer es algo natural y desempeña un papel esencial en nuestra vida. Pero esto no es lo que nos han hecho creer durante cientos y miles de años, lo que explica por qué tantas mujeres, en la actualidad, tienen dificultades para disfrutar del sexo. Una influencia que se manifiesta en nuestras creencias, así como en nuestros cuerpos, en nuestra pelvis, en nuestra postura, en nuestra forma de caminar, etcétera.

Pero el macrosistema no es el único que utiliza la culpa como estrategia de manipulación; el microsistema también desempeña un papel muy relevante en la aparición y desarrollo de este sentimiento.

La culpa desde un punto de vista microsistémico

Las experiencias vividas y la educación recibida en el núcleo familiar serán determinantes en el grado en el que la culpa esté presente en nuestra vida. De hecho, los motivos que nos hacen sentir culpables están relacionados en un elevado porcentaje con los padres, ya sea directa o indirectamente.

El miedo a hacerles daño, a perjudicarlos o a que sufran por «culpa nuestra» es una sensación bastante común y que puede llegar a generar mucho dolor. Pensamos que con las decisiones que tomamos podemos protegerlos; haciendo o no tal o cual cosa, porque así evitaremos que se angustien. Esta creencia, que algunas personas arrastran desde su niñez, condiciona y limita la propia vida, y va en contra del orden jerárquico natural. Y es que, biológicamente hablando, lo normal es que los padres protejan a sus hijos, y no al revés.

Sin darse cuenta o de forma deliberada, gente cercana a nosotros puede inculcarnos ese sentimiento de culpa. A sus espaldas se esconde a menudo la incapacidad de asumir las responsabilidades propias pero, en muchas ocasiones, también la voluntad de obtener algo de ti en beneficio propio. Puede que les supongas una amenaza o que sencillamente utilicen esta estrategia para ahorrarse su sufrimiento. Los motivos son varios. A veces, la persona que culpabiliza puede darte a entender que lo hace por ti, que busca tu bien, pero en la mayoría de los casos no es así y lo que pretende es satisfacer sus intereses: comodidad, poder, evitar el sufrimiento, etcétera. Hacerte sentir culpable se convierte así en una estrategia de manipulación muy poderosa, que puede adoptar formas muy sutiles y que a veces cuesta identificar.

Ya hemos visto cómo durante los primeros años de vida, en la infancia, somos especialmente sensibles a los mensajes que recibimos de nuestros parientes más cercanos, principalmente de los padres, pero también por parte de tutores, profesores u otras figuras con autoridad. Si de pequeños las personas de nuestro entorno nos inculcaron ese sentimiento, es probable que de adultos aún lo arrastremos. Y esto es un problema, sobre todo cuando no somos conscientes de ello, porque al dejarte llevar por ese sentimiento te conviertes en prisionero y títere de los demás, y pasas a actuar en función de sus intereses, que no tienen por qué coincidir con los tuyos. A veces, la culpa es tan potente que la persona que la sufre queda completamente anulada y pierde la capacidad de contactar con su deseo. Aun así, no es necesario llegar hasta este extremo para que surja un conflicto de intereses entre la voluntad individual y lo que la persona considera que debería hacer para no sentirse culpable.

A menudo, este sentimiento aparece en relación con el mal que podemos infligir a los demás y por eso hacemos o no determinadas cosas. Tenemos miedo de causarles daño porque les amamos, pero no nos damos cuenta de que, renunciando a lo que queremos para evitar posibles perjuicios a los demás, nos hacemos daño a nosotros mismos y anteponemos su supuesta felicidad y bienestar a los nuestros. Y esto genera mucho sufrimiento y no es sano.

Si eres de los que se sienten culpables por lo que les pueda ocurrir a tus padres, en relación con tus actos o sencillamente por querer vivir tu vida a tu manera, déjame que te diga algo:

No eres responsable de todo lo que les ocurre a tus padres o a tu familia. De su felicidad o de su sufrimiento. No eres tú quien debe salvarles. Ése no es tu deber.

Tu responsabilidad es ocuparte de tu vida o de la de tus hijos pequeños, si los tienes. En definitiva, pensar que la felicidad de otras personas depende de nosotros nos lleva a sentirnos culpables por lo que les ocurre. Nadie puede ser feliz si no lo desea. Por lo tanto, ocúpate de tu vida y de tu felicidad y no cargues con un exceso de responsabilidad que no te corresponde en relación con las vidas ajenas.

Culpa y TOC

El trastorno obsesivo compulsivo (TOC) está íntimamente relacionado con este sentimiento, hasta el punto de que las personas que lo padecen pueden convertirse en esclavas de sus propios pensamientos. Cada caso es diferente, pero muchas veces hay que buscar la causa en el sistema familiar. A menudo se trata de personas que durante su infancia sintieron que todo lo que ocurría en su entorno cercano era responsabilidad suya, que todo dependía de ellos, y que con sus actos tenían el poder de provocar o de evitar que ocurrieran determinadas cosas. Quizá cuando se les rompía un vaso se les regañaba exageradamente y eso acababa desencadenando discusiones familiares; tal vez habían oído decir a sus padres que si les pasaba algo malo, ellos morirían, o un sinfín de asociaciones más en esta línea.

Diferenciar la culpa fundamentada de la culpa inculcada

Que nos sintamos culpables puede llevarnos a creer que somos culpables. Y esto, como ya hemos visto, no siempre es así. Lo más probable es que no lo sea la mayoría de las veces que experimentas este sentimiento. Se trata de un caso de razonamiento emocional, un tipo de error cognitivo que ya conoces.

Aprender a discernir la culpa fundamentada y justificada de la culpa inculcada te ahorrará mucha ansiedad y sufrimiento innecesarios, porque en realidad no te pertenece. Este proceso pasa por poner barreras a lo que no es responsabilidad tuya y con la que los demás te quieren —o te han querido— cargar. Con la práctica, cada vez te resultará más fácil detectar estas situaciones, aprenderás a poner límites y, de rebote, te sentirás más libre y liviano y más capaz de vivir la vida que realmente quieres, y no la que quieren o esperan que vivas los demás.

Te invito nuevamente a aplicar la técnica de la flecha descendente y a preguntarte: ¿Qué pasaría si...? Si realmente te permitieras hacer lo que quieres hacer, decir lo que quieres decir, etcétera. Te ayudará a desenmascarar pensamientos irracionales que pueden estar en el origen de la culpa y, por lo tanto, de la ansiedad.

Por último, si este sentimiento tiene un fundamento real porque no actuaste bien, lo mejor que puedes hacer es reconocerlo, disculparte y aprender de la situación. Pedir perdón y perdonarnos a nosotros mismos nos hace humanos y es un paso esencial para no cargar durante toda la vida con el peso de los errores cometidos en el pasado. Si no puedes enmendar el fallo que cometiste ni pedir disculpas, haz que sea una oportunidad para reflexionar, crecer y hacerlo mejor en un futuro.

¿Qué situaciones te hacen sentir culpable? Anótalas en el cuaderno.

Busca un momento para ti, en la intimidad y sin distracciones. Coge dos sillas. Colócalas una delante de la otra y siéntate en una de ellas. A continuación, piensa en algo que te haga sentir culpable. Puede ser una de las situaciones que has reportado en el ejercicio anterior. Si la culpa se relaciona con un daño infligido —o supuestamente infligido— a otro, imagina que tienes frente a ti a la persona involucrada. Si es hacia ti, imagínate a ti mismo. Acto seguido, expresa en voz alta a la persona que tienes delante o a tu otro yo imaginario cómo te sientes. Tómate un tiempo para que el otro imaginario pueda darte una respuesta en relación con lo expuesto y escucha sus palabras. Repite el proceso hasta que el diálogo se agote.

Al finalizar, anota si ha cambiado algo. ¿Cómo te sientes ahora?

Víctimas y victimistas

Cuidado con el victimismo, una creencia tan contraproducente como la culpa y que a menudo está relacionada con ella, aunque en sentido opuesto. Mientras que la culpa tiene que ver con el exceso de responsabilización, el victimismo tiene que ver con su carencia. Por eso es tan importante diferenciar a la víctima del victimista. Una víctima es una persona que ha sufrido una agresión o un abuso por parte de otra. Alguien victimista, en cambio, se disfraza de víctima de forma consciente o inconsciente para obtener los favores de los demás, aunque en realidad no lo es. En este caso, se trata también de una estrategia de manipulación y de chantaje emocional que pretende responsabilizar a los demás de aspectos que debería asumir esa persona.

Ahora que ya conoces los principales factores involucrados en la etiología de la ansiedad y que pueden explicar su aparición y presencia, te invito, antes de pasar al siguiente apartado, a rellenar el «Círculo de la ansiedad» que encontrarás al final del libro.

SEGUNDA PARTE

El para qué

> Si escuchas a tu cuerpo cuando habla,
> no tendrás que oírle gritar.

En el primer bloque de este libro hemos conocido las principales causas (biológicas, emocionales y mentales) que se encuentran en el origen de la ansiedad. Ahora nos adentramos en otro aspecto, igualmente importante, o aún más, a la hora de comprender su presencia en nuestra vida: el para qué.

Si el porqué es la causa, el para qué es la función.

Dicho de otro modo: la causa es la que explica el síntoma y su origen, la función es la que lo perpetúa.

El síntoma puede ser algo aparentemente de poca importancia como un resfriado o un dolor de cabeza ocasional, pero también una lumbalgia, una hernia discal o un cáncer. La primera pregunta que debes hacerte es: ¿qué me está indicando? ¿A qué aspecto de mi vida no le estoy prestando suficiente atención?

La ansiedad es también un síntoma, un síntoma común. Como tal, tiene una función. Ha venido para darte un mensaje y es la forma que tiene tu cuerpo de avisarte de algo a lo que debes prestar atención. La ansiedad no es tu enemiga, sino todo lo contrario. No está ahí para molestarte sino para protegerte de un mal mayor. Quizá te está diciendo «todavía no», que necesitas reducir el ritmo o que debes alejarte de determinados ambientes o personas, porque no son buenos para ti. O tal vez te está indicando un déficit de nutrientes y una mala alimentación, o a lo mejor se trata de una invitación a reconocer tus emociones.

Mientras la ansiedad desempeñe una función, seguirá presente en tu vida. Y esto es muy importante que te quede claro. Esta misma afirmación es válida para el miedo o cualquier síntoma que se manifieste en tu cuerpo.

Todo síntoma tiene una función.

Como ya hemos visto, las emociones tienen también su función y sus mensajes particulares: la rabia nos ayuda a poner límites; la tristeza nos invita a recogernos y a descansar para regenerarnos después de un disgusto o de una pérdida; el miedo nos protege de posibles peligros; el asco nos habla del rechazo y nos viene a decir «¡esto no!»; por el contrario, la alegría nos dice «ahora sí» y nos invita a dar, a celebrar, a abrirnos y a compartir nuestros dones con el mundo.

Cuando la ansiedad nos habla de emociones negadas, es importante que observes cuál es tu relación con ellas. Reconocer las emociones es la única manera de que puedan llevar a cabo su función y, al mismo tiempo, también de disolver la ansiedad vinculada a ellas.

Por su parte, los pensamientos recurrentes que nos generan ansiedad también desempeñan su función: al igual que las emociones, también intentan protegernos. En muchos casos, pensar y reflexionar en exceso es una conducta evitativa que intenta posponer el hecho de pasar a la acción, aunque también nos aleja del momento presente, de lo real, del aquí y ahora. En definitiva: nos desconectan del cuerpo, de la sensación, de la vida. En estas ocasiones puedes preguntarte: ¿qué es lo que me estoy perdiendo?, ¿de qué me están protegiendo los pensamientos?, ¿qué es con lo que de verdad no quiero entrar en contacto? Adquirir consciencia te ayudará a salir del círculo vicioso generado por este hábito mental.

La forma en la que la ansiedad se comunica varía en cada individuo. Por eso, los síntomas y las sensaciones difieren entre personas, e incluso pueden variar en uno mismo con el paso del tiempo. En algunos casos, la ansiedad se manifiesta como una opresión en el cuello, en otros, como un ardor en el estómago, un dolor de barriga, una sensación de hormigueo en la zona del plexo solar o en forma de mareo, de inestabilidad o de náuseas. Cada síntoma nos proporciona una información determinada y valiosa. Así, por ejemplo, la sensación de ahogo puede indicar rabia acumulada, mientras que el mareo puede ser un mecanismo compensatorio del cuerpo debido al exceso de foco, que puede indicar que alguien se siente superado por los acontecimientos.

Aprender a reconocer estos síntomas y el rol que desempeñan en nuestra vida es tarea de cada uno. Nadie mejor que tú puede saber lo que significan, porque eres tú quien habita tu cuerpo. Sólo tú puedes comprender el lenguaje de la ansiedad y entender cómo te habla, porque la forma en que se comunica contigo es única y diferente a cualquier otra. Para entenderla es importante que te familiarices con tus sensaciones corporales. Llevar la consciencia al cuerpo te ayudará a identificar la ansiedad y a comprender su significado. A medida que avances en este conocimiento, te resultará más fácil comunicarte con él y, en última instancia, hacerle caso.

Cuando escuches a la ansiedad y le hagas caso, desaparecerá.

Cada vez que aparezca la ansiedad, observa sin juzgar cómo se manifiesta en tu cuerpo:

- ¿Qué sensaciones experimentas?
- ¿Dónde se presentan en tu cuerpo?
- ¿Es móvil o estática?

Si lo prefieres, cierra los ojos y permanece un rato con esa sensación. No busques racionalizarla ni explicarla mentalmente. Simplemente, siente y observa. A continuación, anota tu experiencia en el cuaderno de la forma más detallada posible. ¿Cómo la describirías?

La ansiedad ha venido para decirte que hay una parte de ti que necesita ser atendida. Para protegerte. Puede avisarte, por ejemplo, de la toxicidad de un espacio o de una persona y, con ello, te está pidiendo que te alejes de ellos porque no son buenos para ti.

El cuerpo sabe lo que la mente aún desconoce.

Antonio Damasio

Nuestro cuerpo contiene una sabiduría acumulada durante millones de años de evolución. En el apartado «Reino de las emociones» hemos visto cómo a veces la emoción se anticipa al pensamiento. En esas ocasiones, la reacción corporal aparece antes de que podamos ser conscientes de ella, lo que nos permite movilizar rápidamente la energía para huir de un peligro, sin entrar en deliberaciones que podrían disminuir las posibilidades de sobrevivir. Y esto es aplicable tanto a situaciones que suponen un peligro real, como un incendio del que debemos escapar o un animal que se nos cruza en la carretera, pero también en aquellos casos que, consciente o inconscientemente, nos recuerdan a algún evento traumático al que estuvimos expuestos un tiempo atrás.

Cuando el cuerpo se pone en alerta, sobre todo cuando lo hace de forma repentina, o cuando aparecen sensaciones que relacionamos con la ansiedad y el malestar, nos está indicando una amenaza o un posible peligro; al menos ésta es la forma en que lo entiende tu cuerpo. Puede que se trate de algo irracional, o quizá no. Sea como fuere, está claro que hay algo a lo que debes prestar atención.

Volvamos al ejemplo de los tóxicos, a los que me refería antes. Centrémonos, para empezar, en los espacios que resultan tóxicos físicamente, ya sea por la presencia de componentes químicos nocivos en el aire o bien por una mala iluminación artificial, ruido... Estarás de acuerdo conmigo en que en todos estos casos se trata de algo que resulta invisible a los ojos, pero que no seamos capaces de verlo no significa que le pase desapercibido al cuerpo. Imagina que entras en una tienda y poco después empiezas a sentir ansiedad, que puede ir acompañada de otros síntomas y sensaciones, o no, como malestar, inquietud, picor en el cuello o incluso tos. Aparentemente no hay nada que pueda explicar por qué te sientes así, pero el cuerpo sabe que ese ambiente resulta perjudicial para ti, y con todas estas señales te advierte de que abandones ese lugar. Al salir, al cabo de un rato, la ansiedad y el resto de sensaciones desaparecen. Lo mismo puede ocurrir en un espacio donde la iluminación no es adecuada, ya sea por exceso, por defecto o por mala calidad; también cuando nos encontramos en un lugar con demasiado ruido.

Yendo un poco más allá, podemos extrapolar todo esto de lo que acabamos de hablar a las personas: la intuición que tenemos al conocer a alguien por primera vez o la sensación que experimentamos, agradable o desagradable, cuando coincidimos repetidamente con esa persona. Algunos se refieren a esta impresión inconsciente que nos generan los demás o los ambientes, sobre todo cuando entramos en contacto con ellos por primera vez, como sexto sentido, aunque no es otra cosa que la sabiduría inherente al cuerpo.

Ante una persona, ambiente o situación, hazte la siguiente pregunta:

- ¿Estoy a gusto?
- ¿Cómo se siente mi cuerpo?
- ¿Tiene la necesidad de salir corriendo o, por el contrario, se siente relajado y confiado?

Pero ¿qué ocurre si no hacemos caso a esta intuición y seguimos obligando al cuerpo a estar expuesto a personas o ambientes tóxicos? Que la ansiedad persiste. No sólo no desaparece, sino que cada vez grita con más fuerza: «¡Vete de aquí!», y nos lo dice de formas diversas.

La ansiedad suele ser una de las primeras señales que nos advierten del peligro. Si no hacemos caso a esta señal y la situación que la origina sigue sin resolverse, el cuerpo nos lo hará saber de otras maneras, cada vez más contundentes. Aparte de cambios en el carácter, que suele ser lo primero en aparecer, como tristeza e irritabilidad, apatía, aislamiento, falta de deseo y de vitalidad, dificultades para concentrarse, agotamiento o mareo, a medio plazo pueden aparecer problemas más graves como vagotonías, síncopes, taquicardia, alergias o insomnio. Y, a la larga, alteraciones hormonales, problemas autoinmunes, trastornos cardiovasculares o cáncer, en función de la predisposición individual a somatizar de una o de otra forma.

De este modo, lo que empezó siendo una ansiedad y un malestar de carácter leve puede convertirse con el tiempo en un problema mayor, en gran parte como consecuencia de tener permanentemente elevadas en sangre las hormonas y los neurotransmisores vinculados al estrés. Como ya sabes, cuando esto ocurre entramos en modo supervivencia, el sistema inmunitario se debilita y la inflamación nos predispone a numerosas enfermedades, desde un simple resfriado hasta trastornos de carácter más grave como los que hemos mencionado.

Ésta es la manera que tiene el cuerpo de protegernos y de responder ante una situación amenazante. Primero nos avisa de forma moderada, pero luego, si no le prestamos atención, lo hace de forma más intensa y radical con el objetivo de alejarnos del peligro. Por eso es tan importante escuchar los síntomas desde el principio (ya sean tristeza, ansiedad, cansancio o malestar), aprender a reconocer sus mensajes y prestarles atención. Porque, a largo plazo, las consecuencias de no escuchar a la ansiedad cuando nos habla pueden ser mucho peores que el malestar que nos ocasiona.

Si fuerzas demasiado la máquina, tarde o temprano acabarás pagando las consecuencias de una forma u otra.

Y, con todo esto, llegamos a la siguiente pregunta, que quizá ya te habrás formulado: ¿qué pasa si inhibimos el síntoma? ¿Qué ocurre cuando tapamos la ansiedad con medicamentos o llenándonos de actividades que evitan que le prestemos atención? La respuesta está clara: la ansiedad sigue hablándonos, pero nosotros somos incapaces de oírla. Pero que no la podamos oír no significa que no exista. Ni ella ni la causa que la ocasiona.

4

Ansiolíticos

> Tratamos el luto y el miedo con pastillas
> como si fuesen enfermedades.
> Y no lo son.
>
> GUILLERMO RENDUELES

Diazepam, lorazepam, bromazepam, alprazolam o clorazepato, conocidos también como Valium, Orfidal, Lexatín, Alplax, Trankimazin, Tranxilium, etcétera. Son los nombres genéricos y comerciales de algunas de las benzodiacepinas más difundidas. Se trata de los fármacos más utilizados para el tratamiento de los trastornos de ansiedad, por sus propiedades ansiolíticas y en algunos casos también sedantes o anticonvulsivas.

Una de cada cuatro personas afirma haber consumido ansiolíticos en algún momento de su vida. En los últimos diez años, su consumo se ha duplicado. España es, de hecho, uno de los mayores consumidores de benzodiacepinas de Europa.

El consumo de estos medicamentos puede proporcionarnos una falsa sensación de alivio y de que estamos bien, pero en realidad esto no es más que una ilusión. Aunque en algunos casos el uso de ansiolíticos está recomendado, en otros no es así.

> Nota importante: si estás consumiendo ansiolíticos, por favor, no utilices las palabras de este libro para abandonar la medicación ni tomar ninguna decisión en este sentido sin consultarlo antes con tu médico. Ninguna medicación de este tipo puede ser retirada sin el visto bueno del profesional que te trata.

A lo mejor te ayudarán a dormir mejor durante unos días o te proporcionarán la ficticia sensación de que ya no tienes ansiedad, pero que tomes ansiolíticos no conseguirá que el jefe que te trata mal desaparezca o que el ambiente hostil en el que trabajas deje de ser tóxico. No conseguirá que no tengas rabia, sino que no la sientas y, por lo tanto, que no puedas expresarla ni poner límites ante situaciones abusivas. No logrará que dejes de estar triste o cansado, sino que no te des cuenta de que necesitas retirarte para descansar, llorar y curarte.

Los ansiolíticos no resuelven nuestros problemas ni hacen que el malestar se mantenga alejado para siempre.

Los fármacos, pero también el alcohol u otras drogas, ocultan los síntomas y nos desconectan del cuerpo, haciéndonos menos sensibles a los mensajes que éste nos envía. Pero no atender al cuerpo, no sentirlo, no significa que no nos hable y que no requiera nuestra atención. El cuerpo manda y el síntoma es la forma que tiene de comunicarse con nosotros para que le prestemos atención e introduzcamos cambios en nuestra vida. No lo hace para molestarnos, sino para bien.

Si no es mediante la ansiedad, te lo dirá de otro modo, no te quepa la menor duda. Si no le prestas atención y no resuelves el problema que origina la ansiedad, con el tiempo te lo hará saber cada vez más drásticamente hasta que lo escuches. Por lo tanto, **cuanto más desconectado estés de tu cuerpo y más silenciado esté, más tendrá que gritar para comunicarse contigo.**

El cuerpo lleva las riendas. El sistema límbico apareció mucho antes en la evolución que el neocórtex, el cerebro pensante. Con esto quiero decir que por más que desde la mente te fuerces a creer que puedes estar bien donde no lo estás, que puedes sentir o no lo que sientes, lo más probable es que no lo consigas. Quizá sí te funcione momentáneamente, pero no a la larga: tarde o temprano, de una forma o de otra, el síntoma reaparecerá. A lo mejor podrás engañar a tu mente durante un tiempo, pero no a tu cuerpo.

Por otro lado, el consumo de ansiolíticos no está libre de efectos secundarios, que van desde problemas digestivos hasta somnolencia, confusión, alteraciones de la memoria, mareos, náuseas o visión borrosa, entre otros. Además, cuando su uso se prolonga en el tiempo, es probable que aparezcan fenómenos de tolerancia y dependencia. Esto hace que necesitemos más cantidad de ansiolíticos para lograr los mismos efectos, lo que obliga a aumentar la dosis. De esta forma, su consumo se cronifica. Esto, aparte de los problemas individuales, tiene repercusiones a nivel colectivo, en tanto que supone unos costes económicos enormes para el sistema sanitario.

Pero ¿cuál es la alternativa?

Vivimos en una sociedad en la que tener ansiedad se considera algo peyorativo. Lo mismo ocurre con la tristeza o con la rabia. Nos han inculcado que su presencia es mala para nuestras vidas y que, por lo tanto, cuanto más capaces seamos de mantener alejadas estas emociones, mejor. Por eso, cuando aparecen nos asustamos. Tememos que puedan dañarnos, cuando en realidad lo que nos perjudica es rechazarlas y querer eliminarlas o, en todo caso, silenciarlas.

Nadie nos ha enseñado a relacionarnos con la ansiedad y mucho menos a aprender a escucharla y a descifrar los mensajes que nos envía. Comprender el valor que tiene para nosotros y modificar la forma en que la vemos es el primer paso para poder sostenerla y no tener que recurrir a los ansiolíticos de buenas a primeras.

Sea como fuere, aparte del trabajo individual que debe realizar cada uno para comprender su lenguaje, existen alternativas y estrategias, más allá de los fármacos, para disminuir su frecuencia y sobre todo su intensidad, que en determinados momentos puede resultar más persistente o molesta (lo abordaremos en detalle en el capítulo siguiente). Sin embargo, es importante que te quede claro que la única manera de que desaparezca es prestarle atención y hacerle caso, y eso pasa por conocer su función y abordar el origen que la causa.

5

¿Ansiedad mental o emocional?

¿Cómo podemos discernir entre ansiedad mental o emocional? La forma de saberlo es muy sencilla: observa qué aparece primero, la emoción o el pensamiento.

Cuando la emoción o la sensación se anticipan al pensamiento, el origen de la ansiedad debemos buscarlo en el cuerpo. En estos casos es especialmente importante prestarle atención para descifrar el mensaje que esconde y lo que nos ha venido a decir, tal y como veremos en el apartado siguiente.

En cambio, si el pensamiento precede a la ansiedad, será necesario dirigir la atención al diálogo mental, a lo que nos estamos diciendo y que se encuentra en el origen del malestar, porque como ya hemos comentado, al modificar el diálogo interno sustituyendo los pensamientos negativos por otros más favorables, nuestras emociones cambian y la forma en que nos sentimos también.

Desenmascarando la función de la ansiedad

Si has llegado hasta aquí, imagino que te habrá quedado claro que la ansiedad tiene una función, y hasta que ésta sea necesaria y tenga un valor para nosotros, persistirá. Pero

¿cuál es esta función? ¿Cuáles son los mensajes que la acompañan?

Algunos mensajes de la ansiedad son:

- Que estás sobrepasado.
- Que te encuentras en un ambiente hostil o tóxico.
- Que estás con personas que no te convienen porque te manipulan, te agreden o te utilizan en su beneficio.
- Que tienes miedo.
- Que sientes rabia.
- Que hay emociones negadas a las que debes atender.
- Que debes bajar el ritmo.
- Que te estás forzando a decir «sí» cuando en realidad quieres decir «no». Esto es, que te estás obligando a hacer cosas que en realidad no quieres hacer.

Veámoslo con algunos ejemplos.

Pensemos en el miedo a perder el control. Ante la ansiedad que te puede generar ese miedo (o cualquier otro), puedes hacerte la siguiente pregunta: ¿cuál es la función del miedo/ansiedad en mi vida? Es decir, ¿para qué tengo ese miedo? ¿De qué me está protegiendo? La técnica de la flecha descendente que ya conocemos puede ser de gran utilidad para ir descifrándolo. Una respuesta a esta pregunta podría ser a enloquecer o a hacer daño a los demás.

O, en el caso de la agorafobia —es decir, el miedo y la ansiedad intensos que produce el hecho de estar en lugares donde la persona siente que puede ser difícil escapar, como los espacios abiertos o los lugares con aglomeraciones—, una función podría ser: «Vuelve a casa; allí estarás seguro». Pero si tiramos un poco más del hilo, podría ser que la agorafobia te estuviera protegiendo de hacer daño a los demás, en concreto a tus padres. Quizá de pequeño realizaste la siguiente introyección: que la vida de tus padres dependía de ti, que si te ocurría algo, ellos morirían, que con ellos en casa estás seguro y que, en cambio, el mundo es un sitio peligroso, etcétera. Por ello, ¿cuál es la mejor manera de que no te ocurra nada? Quedarte en casa.

Nota la diferencia entre el porqué y el para qué. El porqué lo encontramos, en este ejemplo, en la educación recibida, en los mensajes que nos han transmitido verbalmente o de forma implícita. El para qué, en cambio, se refiere a la función: no hacer daño a personas a las que quieres. Protegerlas a ellas y, de paso, a ti mismo. Vemos, pues, que es tan importante comprender el porqué del síntoma como conocer el para qué.

Otra función de la ansiedad que ya hemos anticipado es ocultar determinados estados emocionales. En el «Reino de las emociones» hemos visto cómo la tristeza o la ira pueden disfrazarse de ansiedad por miedo a expresarlas. Si de pequeños aprendimos que estas emociones eran peligrosas y nos podían hacer daño a nosotros o a las personas que amamos, es lógico que queramos reprimirlas. Y, al hacerlo, aparece la ansiedad, de nuevo con la voluntad de protegernos.

Estos ejemplos que acabamos de ver explican algunas de las funciones de la ansiedad, pero no son las únicas. Cada caso es diferente. El mismo síntoma puede desarrollar cometidos distintos en una persona y en otra. En este sentido, te invito a que seas tú quien descubra el papel de la ansiedad cada vez que aparezca, haciéndote estas preguntas:

- **¿Cuál es la función de la ansiedad en mi vida?**
- **¿De qué me está protegiendo?**

Los siguientes ejercicios te ayudarán a responderlas.

Ejercicio para comprender la función de la ansiedad

Anota en el siguiente recuadro en qué momento o momentos aparece este estado de agitación, junto con los episodios que la acompañan. Escribe todo lo que creas relevante, pero también aspectos que de entrada no te parezcan significativos. Hazlo siempre que aparezca. Te ayudará a establecer posibles correlaciones causa-efecto y a conectar así los síntomas con su mensaje. A medida que vayas estableciendo relaciones, anótalas en el cuadro 2. Es importante que prestes especial atención al momento inicial en que aparece, ya que eso te ayudará a saber también si su origen es mental o emocional.

Cuadro 1:

Fecha	**Síntomas físicos**	**Síntomas emocionales**	**Pensamientos**	**Acontecimientos/ contexto (¿qué hacía?, ¿con quién estaba?, etcétera.)**

Cuadro 2:

Síntoma ⟷	**Mensaje**

Ejercicio para comunicarte con la ansiedad y calmarla

Te invito ahora a colocar una mano sobre el área donde notes que se manifiestan más intensamente estas sensaciones corporales, haciendo movimientos circulares suaves, como si te estuvieras dando un masaje, como hace una madre que calma a su hijo cuando llora o tiene miedo. Manda calor a esta zona mientras pronuncias las siguientes palabras (puedes hacerlo en voz alta o mentalmente):

«Estoy aquí. Te escucho. Te comprendo. Me ocupo de ti.»

Si estas frases no te funcionan, modifícalas libremente como creas conveniente. El propósito de este ejercicio es calmar la ansiedad, que sienta que estás ahí, que la escuchas, que comprendes su mensaje y que buscarás una solución.

Llegados a ese punto, ya sabes que la ansiedad es un síntoma, una sensación corporal que surge como consecuencia de un desequilibrio químico, de una mala gestión emocional, de pensamientos contraproducentes o como una respuesta al estrés. También sabes que no es algo que esté determinado por nuestros genes y que la predisposición a padecerla dependerá más bien de variables ambientales, como la educación recibida y las experiencias que has vivido, pero también de la alimentación, de los hábitos de vida o de la calidad del sueño, entre otras cosas.

En muchas ocasiones, el dolor y la ansiedad son inevitables. El sufrimiento, sin embargo, es una elección. Si quieres dejar de sufrir no puedes limitarte a ser un espectador pasivo de todo lo que te pasa; debes recuperar las riendas de tu vida. Con tus decisiones conscientes tienes la capacidad de crear una parte importante de la realidad y, por lo tanto, de incidir de manera favorable, o no, en tu futuro. No siempre podemos elegir lo que nos pasa, aunque sí podemos escoger cómo queremos vivirlo. En esto radica nuestra libertad y nuestro poder.

Cada vez que aparece la ansiedad es una oportunidad para aprender algo y para que te relaciones con ella de una manera diferente a cómo lo habías estado haciendo hasta ahora. ¡Aprovéchala! Rechazarla, como ya sabes, no es una buena opción. Puedes observarla, escucharla, agradecer su presencia, dirigirte a ella con curiosidad e intentar descifrar el mensaje que te envía. Únicamente con esto ya notarás los cambios que se producen en tu vida. Al superar el rol de espectador, dejas de ser una víctima de la ansiedad para convertirla en tu compañera de viaje. Aunque aparezca, ya no la padeces.

En lo que queda de libro te proporcionaré estrategias para que puedas gestionar la ansiedad y convivir con ella de forma más afectuosa. Conocer su origen y comprender su función te ayudan enormemente en este proceso. Por lo tanto, te invito a que siempre que aparezca pongas en práctica lo que has aprendido en las páginas previas.

TERCERA PARTE

Y tú ¿qué puedes hacer?

Si has llegado hasta aquí, confío en que la información que has leído en las páginas anteriores te haya sido útil para contemplar la ansiedad desde una nueva perspectiva, y que ya no la consideres una enemiga inoportuna y molesta a la que debes vencer, sino una aliada en tu camino que lo que pretende es ayudarte y conducirte a una vida mejor, más plena y satisfactoria.

Así pues, ahora que ya sabes que el objetivo no es eliminarla ni tampoco contenerla o reprimirla, sino aprender a convivir con ella de una manera más adaptativa y funcional, conozcamos algunas técnicas que te ayudarán a gestionarla.

De todas las propuestas que encontrarás a continuación, elige las que más te llamen la atención. Prueba. Experimenta. Observa cómo te sientes. Quédate con lo que te resulta útil y descarta lo que no. Recuerda que **cada persona es única; no a todo el mundo le funciona lo mismo.** No existe un remedio universal para la ansiedad, aunque algunas recomendaciones de carácter general son válidas para todos. Por lo tanto, escúchate, respétate y crea tu propia receta con los «ingredientes» que consideres necesarios. Nadie mejor que tú puede saber lo que te conviene. Y esto solamente lo aprenderás con la autoobservación y, sobre todo, a base de ensayo y error.

Sea cual sea tu punto de partida, incluso en los contextos más desfavorables epigenética y ambientalmente hablando, siempre hay algo que puedes hacer. Con más o menos tiempo, con mayor o menor esfuerzo y dedicación, todas las personas podemos reprogramar nuestra vida en favor de la calma y del disfrute. ¿Cómo? Reinventándonos y reaprendiendo a vivir de una manera nueva. Lo conseguirás siguiendo el orden y la jerarquía que ya conoces, cuidando el cuerpo, las emociones y la mente:

1. Aprendiendo a vivir de forma coherente con tu biología.
2. Aprendiendo a expresar de forma óptima todas las emociones.
3. Aprendiendo a pensar de forma más favorable.

6

Cuida tu cuerpo

El cuerpo es —o debería ser— tu templo. Es en él donde se produce la salud y la enfermedad. Cuidarlo es esencial para prevenir la aparición de los principales trastornos del mundo moderno.

Si quieres disfrutar de una buena salud, lo primero que debes hacer es aprender a vivir de forma coherente con tu biología. Debes dar a tu cuerpo lo que tus genes requieren para estar bien y funcionar correctamente, y esto, en esencia y como ya hemos visto en la primera parte del libro, se traduce en lo siguiente: moverte regularmente, recuperar el contacto perdido con la naturaleza, comer alimentos de calidad y un buen descanso.

Cuando estos factores son menospreciados o no se tienen en cuenta, nuestro cuerpo sufre y nos lo advierte de varias maneras; la ansiedad es una de ellas.

Veámoslo con más detalle.

Muévete

> Cuando el cuerpo se mueve,
> la mente se calma.

Si quieres dejar de sufrir ansiedad, lo primero que debes hacer es poner tu cuerpo en movimiento. El sedentarismo es incompatible con una buena salud y le afecta a todos los niveles: físico, mental y emocional.

Prácticamente la totalidad de nuestro tiempo como especie lo hemos pasado en entornos naturales, realizando actividades como andar, correr, saltar, reptar, gatear, subirnos a los árboles, cargar objetos, empujarlos o esquivarlos. Somos cazadores y recolectores por naturaleza. Hace unos diez mil años, con la revolución agrícola, pasamos a ser agricultores y ganaderos; dejamos de ser nómadas para ir convirtiéndonos en personas cada vez más sedentarias. La revolución industrial y más adelante la tecnológica propiciaron aún más esta condición.

No movernos se ha convertido en la norma cuando debería ser algo excepcional.

En la actualidad, el movimiento ha sido prácticamente eliminado de todos los ámbitos de la vida. Pero la humanidad no está preparada para permanecer quieta de forma constante. La evolución va a otro ritmo; a nivel genético, unos pocos milenios no es tiempo suficiente para que podamos adaptarnos a las circunstancias que supone vivir en estos entornos modernos. Eso significa que, aunque vivimos en hábitats artificiales, nuestros genes siguen adaptados a la prehistoria. Por lo tanto, aunque realizamos rutinas sedentarias, nuestros cuerpos son totalmente nómadas y necesitan el movimiento tanto como el agua y los alimentos de calidad.

Una vida activa es esencial para gozar de una buena salud y encontrarnos bien, tanto a nivel físico como mental y emocional.

Nuestros cuerpos —y también nuestra mente— se atrofian si no nos movemos. No estamos diseñados para pasar jornadas enteras sentados en una silla. Las consecuencias de la inactividad nos pasan factura en forma de problemas físicos que se presentan tanto a nivel local (muscular y osteo-articular) como regional y sistémico (migrañas, diabetes o trastornos cardiovasculares), pero también problemas psicológicos como ansiedad y depresión, síntomas todos ellos de una sociedad enferma por déficit de movimiento.

Mover el cuerpo es la forma más natural, económica, rápida y efectiva de calmar la ansiedad. ¡Empieza a moverte y tu vida cambiará!

Incorpora el movimiento a tu vida

> Lo natural no es que hagas ejercicio durante una hora al día, sino que integres el movimiento en tu vida.
>
> Katy Bowman

El movimiento es el mejor antídoto contra la ansiedad. A veces basta con cambiar de posición para que sus niveles disminuyan. ¡Imagínate, pues, qué pasaría si incorporaras el movimiento a tu vida y practicaras ejercicio físico regularmente en cualquiera de sus formas! Cuanto más te muevas, mejor te sentirás anímicamente. ¡Te invito a comprobarlo!

Un cuerpo estático es una mente estática.

Moverte de la forma en que tu cuerpo está diseñado te ayudará a reducir la grasa corporal, a mejorar la movilidad, a ganar fuerza muscular, resistencia, equilibrio y coordinación y, por lo tanto, a evitar lesiones y caídas; asimismo, también contribuye a disminuir el dolor y a incrementar los niveles de energía y de densidad ósea, a disminuir la presión arterial y los niveles de colesterol en sangre y a mejorar la función cardíaca y respiratoria. El movimiento es, además, un ansiolítico y un antidepresivo muy potente, que no tiene efectos secundarios más allá de unas pocas agujetas si no estás acostumbrado a él.

El movimiento es un ansiolítico y un antidepresivo muy potente.

Cuando estamos angustiados o ante una situación amenazante, tenemos tendencia a encerrarnos en nosotros mismos con la voluntad de protegernos del supuesto peligro: los hombros se inclinan hacia delante, la espalda se curva, la cabeza se avanza en relación a su eje, apretamos la mandíbula y la zona abdominal se constriñe. Y es que la parte superior del cuerpo está muy involucrada en las respuestas defensivas relacionadas con la contención. Todo esto pone trabas a la respiración, que se vuelve más superficial y torácica, limita el flujo del aire y puede llegar a generar sensación de ahogo. En consecuencia, los niveles de ansiedad se incrementan aún más. Esta postura también añade mucha presión a la zona cervical, que suele ser una de las regiones con más contracturas del cuerpo, dificultando la digestión.

Lo que resulta sorprendente es que este mismo proceso se da de manera inversa: al adoptar estas posturas de cierre, de defensa y de contención que muchas veces no responden a una amenaza real sino a patrones corporales que arrastramos desde hace tiempo y que ya se han hecho crónicos, la mente interpreta que estamos ante un peligro y, en consecuencia, aparecen la sensación de ansiedad, un bajo estado de ánimo o problemas digestivos. Esto corrobora la relación bidireccional que existe entre la mente y el resto del cuerpo: se mandan información y mensajes de forma continua y en ambos sentidos.

Si el cuerpo lo cree, la mente también.
Si la mente lo cree, también lo hace el cuerpo.

Por el contrario, al devolver los hombros a su posición natural (sin hacer fuerza ni hacia delante ni hacia atrás), abrir el pecho, relajar la mandíbula y las cervicales, proporcionarás amplitud a la zona torácica y permitirás que el aire y la energía puedan circular libremente por los canales que les corresponden, sin las restricciones impuestas por una mala postura. Y esto hará que tus niveles de ansiedad disminuyan.

Estudios llevados a cabo en este campo ponen de manifiesto que cuando adoptamos posturas de superioridad, los niveles de cortisol y testosterona aumentan. Pero eso no es todo. Se ha comprobado que recordamos más palabras con connotaciones positivas cuando estamos de pie, en una posición de apertura y, por el contrario, más palabras negativas cuando estamos encogidos y encerrados en nosotros mismos.

Por su parte, el rostro es una de las partes del cuerpo que envían más información al cerebro, ejerciendo una gran influencia en relación con la forma en que nos sentimos. A través de la expresión facial no sólo podemos reconocer e inferir los estados emocionales de otras personas, sino que al parecer los movimientos de la cara, sobre todo de la región bucal, pueden provocar una respuesta afectiva en el sujeto que las realiza. Al fingir que estamos contentos simulando una sonrisa, el cuerpo también lo cree. Lo mismo ocurre cuando expresamos enfado o tristeza. Es lo que se conoce como la hipótesis de la retroalimentación facial.

En cualquier caso, que adoptes una postura corporal correcta es un hábito sobre el que puedes intervenir conscientemente de forma sencilla para reducir la ansiedad. Y es que, en muchas ocasiones, estos patrones que hemos ido adquiriendo a lo largo del tiempo con la voluntad de protegernos acaban formando parte de nuestra estructura corporal, por lo que nos pasamos la mayor parte del tiempo ejerciendo una fuerza que quizá ya no es necesaria y que nos impide sentir, nos desconecta de la vida y nos genera mucho sufrimiento. Ser consciente de estos hábitos y de la fuerza que ejercemos con determinadas partes del cuerpo te ayudará a relajarlas.

Incorporar el movimiento natural a tu vida te aportará muchos beneficios. Pero ¿qué significa *movimiento natural*? Se trata de un concepto que engloba un conjunto de actividades que nos caracterizan como especie y que han formado parte de nuestro pasado evolutivo, excepto en nuestra historia más reciente: habilidades locomotoras como andar, correr, balancearnos y mantener el equilibrio, saltar, gatear, trepar, escalar y nadar; capacidades manipulativas como levantar y cargar objetos y transportarlos con el propio cuerpo, y habilidades combativas como golpear, luchar y defendernos eran necesarias para nuestra supervivencia. Eran actividades que requerían fuerza, resistencia, coordinación o equilibrio, entre otras destrezas, tan poco ejercitadas en la sociedad moderna.

Aunque en la actualidad la mayor parte de estos movimientos no sean en apariencia tan necesarios como lo eran miles de años atrás, te invito a ir introduciéndolos poco a poco en tu vida. Prueba a gatear, cuélgate de una barra o siéntate en cuclillas mientras trabajas, conversas con alguien o ves la televisión. Utiliza almohadas para sentarte en vez de hacerlo en sillas o en el sofá, y alterna la postura a menudo. Carga objetos con los brazos y con las manos, agáchate y levántate del suelo. ¡Reinventa tu vida! Cuanto más practiques, más fácil te resultará.

Moverte a diario y practicar ejercicio físico con regularidad hará mucho más por tu salud que la mayoría de los medicamentos que se encuentran en el mercado.

Éstos son algunos beneficios del movimiento natural:

- Reduce la grasa corporal.
- Mejora la movilidad.

- Incrementa la fuerza muscular y la densidad ósea.
- Disminuye el dolor.
- Aumenta la energía y la vitalidad.
- Reduce la presión arterial y los niveles de colesterol en sangre.
- Mejora la función cardíaca y respiratoria.
- Incrementa los niveles de BDNF, un factor neurotrófico esencial para la buena salud neuronal.
- Disminuye la muerte neuronal.
- Favorece la creatividad y mejora el rendimiento y la concentración.
- Alivia la ansiedad y disminuye la depresión.
- Reduce el deterioro cognitivo y, por lo tanto, disminuye el riesgo de padecer enfermedades neurodegenerativas como el Alzheimer.

Adopta una buena postura

> Una buena actitud y una buena postura reflejan un estado mental adecuado.
>
> MORIHEI UESHIBA

¿Te has fijado en cuál es tu postura? ¿Cómo es en estos momentos?

La mente ejerce poder sobre el cuerpo, pero éste también tiene mucha influencia sobre la mente. Se trata de una relación bidireccional. La postura que adoptamos ejerce un gran peso en la forma de sentirnos, pero también en procesos cognitivos como la memoria y el aprendizaje, e incluso es capaz de provocar cambios a nivel endocrino.

¿Adoptas una postura ansiolítica?

Haz un repaso de las siguientes partes de tu cuerpo y modifícalas si detectas tensión:

- Mandíbula relajada.
- Hombros relajados, sin hacer fuerza ni hacia delante ni hacia atrás; tampoco levantados.
- Espalda recta.
- Cabeza alineada con los hombros, sin desplazarla ni hacia delante ni hacia atrás.
- Frente relajada.
- Brazos relajados.

Actívate y haz ejercicio

Aunque a menudo los utilizamos indistintamente, *actividad física* y *ejercicio físico* son conceptos distintos. Según la Organización Mundial de la Salud (OMS), la *actividad física* es cualquier movimiento corporal realizado por los músculos esqueléticos y que tiene como consecuencia un gasto de energía superior al metabolismo basal. Caminar, subir escaleras, cargar bolsas o llevar a un niño a hombros son actividades físicas. En cambio, el *ejercicio físico* es una actividad física planificada, estructurada y repetitiva, cuyo objetivo es la mejora o el mantenimiento de la forma y las capacidades físicas.

Aunque grandes dosis de estrés resultan perjudiciales, estresar un poco el cuerpo con la práctica de ejercicio físico, sobre todo cuando estás al aire libre —y puestos a pedir, a ser posible en un entorno natural, ¡aún mejor!—, estimula el sistema inmunitario, porque evita que se acomode y lo prepara para reaccionar ante posibles agresiones generadas por tóxicos o por microorganismos. Por eso, las personas activas suelen enfermar menos.

El ejercicio físico constituye uno de los principales factores que contribuyen a reducir la ansiedad y a mejorar la salud y la calidad de vida. Practicado con regularidad y con una intensidad moderada, tiene múltiples beneficios para el organismo:

1. Estimula el sistema inmunitario.
2. Favorece la eliminación de toxinas a través del sudor.
3. Mejora la motilidad intestinal y el estado de la microbiota.
4. Reduce el riesgo de padecer enfermedades cardiovasculares y neurodegenerativas, diabetes tipo 2, hipertensión arterial, hipercolesterolemia y determinados tipos de cáncer (en especial, de mama y de colon), o mejora su pronóstico después de su aparición.
5. Ayuda a perder grasa corporal y a regular el peso.
6. Favorece la fijación del calcio en los huesos y, por lo tanto, disminuye el riesgo de osteopenia y de osteoporosis.
7. Mejora el funcionamiento de las mitocondrias, los orgánulos celulares encargados de proveer energía.
8. Nos hace sentir bien.
9. Beneficia la circulación y aumenta el suministro de oxígeno a los órganos y los tejidos.
10. Reduce la ansiedad, el estrés y la depresión.
11. Favorece el sueño.
12. Aumenta la autoestima y la confianza en uno mismo.
13. Si se practica en grupo, disminuye el aislamiento y favorece las relaciones sociales.
14. Acrecenta la creatividad y la actividad cerebral.
15. Beneficia la memoria y la concentración.
16. Mejora la calidad y la esperanza de vida.

Teniendo en cuenta todo esto, practicar un poco de ejercicio físico todos los días o, como mínimo, tres o cuatro días a la semana, adecuándolo a las capacidades y características de cada uno, ¡debería ser una prescripción médica!

A continuación, encontrarás algo más detalladas algunas de las actividades físicas que han impactado más positivamente en mi vida y que me funcionan para calmar y gestionar la ansiedad de forma rápida y eficaz, como andar, correr o bailar —en especial, las dos últimas—. En todos los casos se trata de movimientos naturales íntimamente ligados a nuestra historia como especie, aunque hoy han perdido gran parte de sus funciones y forman parte de planes de entrenamiento o de ejercicio físico voluntario y programado.

En cualquier caso, de lo que se trata es de que tú elijas el tipo de ejercicio físico que te funciona. No tiene por qué ser ninguna de estas opciones, ni una única; de hecho, es posible que actividades diversas te sean útiles en momentos y estados diferentes. Prueba, experimenta... hasta descubrir lo que te funciona. Puedes montar en bicicleta, practicar yoga, natación, patinaje, tai-chi, artes marciales, jugar al tenis, etcétera. ¡La oferta es muy variada!

Infórmate de qué actividades ofrecen en tu lugar de residencia, en gimnasios, centros cívicos o escuelas de danza, y combínalas a tu gusto. En internet encontrarás también muchas actividades que podrás realizar desde casa y de forma gratuita. Te recomiendo que alternes las actividades aeróbicas, que te ayudarán a sudar y a eliminar toxinas, con las anaeróbicas, para trabajar capacidades diferentes, incrementar la masa muscular y mejorar tanto la resistencia como la fuerza, el equilibrio, etcétera.

Camina

> Si estás de mal humor, sal a caminar.
> Si sigues de mal humor, da otra vuelta.
>
> Hipócrates

Caminar es, para la especie humana, el movimiento natural por antonomasia y lo que nos diferencia de otras muchas especies animales. Somos caminadores por excelencia. Hasta hace unos diez mil años, cuando no teníamos cubiertas las necesidades cotidianas, debíamos desplazarnos diariamente para conseguir agua, alimentos o cobijo, y teníamos que hacerlo sin la ayuda de máquinas ni de ningún otro medio de transporte que no fueran nuestras piernas y nuestros pies.

En la actualidad, prácticamente no caminamos. Nos pasamos la mayor parte del tiempo sentados y cuando debemos desplazarnos lo hacemos con medios motorizados, ya sea en coche, en metro o, incluso, con patinetes motorizados, aunque muchas veces sea para cubrir distancias que fácilmente podríamos recorrer andando.

Caminar regularmente se asocia a una mayor esperanza y calidad de vida, reduce la ansiedad y mejora la sensación de bienestar.

Se trata de una actividad que puedes incorporar fácilmente a tu día a día y que te ayudará a sentirte mejor, tanto físicamente como a nivel mental y emocional. Te invito durante esta semana a aparcar el coche uno o dos kilómetros más lejos de donde sueles hacerlo habitualmente para llegar a tu destino, o puedes bajar del metro una o dos paradas antes y recorrer el resto del trayecto a pie. Observa cómo te sientes al hacerlo y qué cambios se producen en tu día a día con el paso del tiempo.

	¿Qué distancia he caminado?	Observaciones
Día 1		
Día 2		
Día 3		
Día 4		
Día 5		
Día 6		
Día 7		

Para saber la distancia que recorres o los pasos que andas puedes utilizar un podómetro o cualquier dispositivo que te permita contar los pasos que das. Hay mucho donde elegir, desde los más sencillos hasta los relojes inteligentes con GPS, aunque hoy la mayoría de teléfonos inteligentes incorporan esta función. Establecer retos diarios, semanales o mensuales y saber cuánto caminas ¡puede ser un incentivo a la hora de comprobar si logras tus objetivos!

Corre

De la misma forma que existen superalimentos, también podemos hablar de «supermovimientos». Correr es uno de ellos. Se trata de un movimiento natural que forma parte de nuestra biología: correr nos hizo humanos.

Aunque nunca hemos sido —ni seremos— tan rápidos como un guepardo, un león o un conejo, nuestros cuerpos están diseñados anatómicamente para correr. Mediante lo que se llama caza por persistencia, los homínidos, que no eran ni los animales más fuertes ni los más veloces, eran capaces de batir a grandes animales herbívoros de su entorno. Esto es lo que posibilitó que nuestros antepasados *Homo erectus* dispusieran de carne para que sus cerebros evolucionaran y dieran lugar, más adelante, a la especie a la que pertenecemos, el *Homo sapiens*.

Sin embargo, correr, más allá de esta función evolutiva, tiene numerosos beneficios para el conjunto del organismo: mejora el estado del sistema locomotor, respiratorio y cardiovascular; favorece la vasodilatación y eliminación de toxinas; estimula el sistema inmunitario; nos ayuda a dormir mejor, a reducir el estrés y la ansiedad; incrementa los niveles de endorfinas y de serotonina (por eso nos hace sentir bien); nos permite establecer retos, lo que nos motiva para superarnos; favorece la creatividad y aumenta el rendimiento intelectual.

Además, se trata de una actividad que podemos practicar individualmente y que no exige una gran inversión económica (basta con unas zapatillas adecuadas y ganas de llevarla a cabo). No obstante, como sucede con el resto de movimientos naturales, el hecho de pasar la mayor parte del tiempo en posición sedente ha anquilosado nuestros cuerpos y ha hecho que hayamos perdido nuestra habilidad natural para correr. Por este motivo, tenemos que volver a acostumbrarnos progresivamente a esta actividad. Por lo tanto, si te planteas empezar a correr, hazlo de manera progresiva y respetando siempre tu cuerpo. Empieza poco a poco y con distancias cortas y ve incrementándolas paulatinamente, ya que de lo contrario podrías lesionarte con facilidad.

Baila

La danza, en cualquiera de sus manifestaciones, pero en especial la que procede del movimiento libre y espontáneo, es uno de los mejores ansiolíticos que conozco; incrementa los niveles de endorfinas, de serotonina y de dopamina, además de poseer un enorme poder sanador.

Por eso te digo:

Baila cuando todo te falle.
Baila cuando te sientas perdido.
Baila cuando el mundo te devora y cuando
sientas que devoras el mundo.
Baila. Siempre.
Sea lo que sea lo que sientas, báilalo.

No quiero decir que asistas a una clase de aeróbic, de hip-hop o de baile de salón, cosas que también puedes hacer si lo deseas y que también te beneficiarán, ¡por supuesto! Pero ahora no me estoy refiriendo a eso, sino a que permitas que tu cuerpo se exprese libremente a través del movimiento. Que entregues a la tierra y al espacio la tristeza, el miedo, la ansiedad y los pensamientos que te persiguen y te atormentan. ¡Éste es uno de los mejores consejos que te puedo dar!

No hace falta que seas un gran bailarín para poner tu cuerpo en movimiento. Basta una respiración o un pequeño cambio de postura para empezar a sentirte diferente. Como dice Anna Halprin, pionera en el arte experimental de la danza posmoderna, «cualquier cuerpo, no importa cuán joven o viejo sea ni su condición física, tiene capacidad para moverse, aunque sólo sea el dedo meñique o una imagen creada en tu mente».

Tenemos tendencia a pensar erróneamente que la danza debe ser bonita, estética o espectacular, pero esto no tiene por qué ser así. También puede ser torpe, desordenada, brusca o grotesca. Pon tu cuerpo en movimiento y deja que se mueva libremente, sin forzar nada. Simplemente, deja que se exprese. Está bien así.

El movimiento libre es también una herramienta para la autoobservación y, por lo tanto, una práctica de consciencia plena, en tanto que te proporciona mucha información y te ayuda a conocerte a ti mismo. A través de la danza, el mundo interior se nos revela y podemos expresarlo de forma creativa. Esto genera cambios a nivel personal y es entonces cuando la danza se manifiesta con todo su potencial y poder de sanar el cuerpo, la psique y el espíritu. Y es que cuando el cuerpo se mueve, la mente se calma; la ansiedad se transforma y las emociones encuentran su espacio para expresarse más allá de las palabras y del lenguaje verbal.

Poco a poco, con la práctica del movimiento libre, pasamos de «pensar en» a «movernos con». Se trata de una práctica muy necesaria, sobre todo si tenemos en cuenta que vivimos en un mundo analítico y racional donde se premia el hacer por encima del ser, y en el que se da una importancia preponderante a la mente. Cuando nos movemos, el volumen de los pensamientos se relaja, por lo que nos resulta más fácil conectar con la sabiduría inherente del cuerpo, y la ansiedad disminuye. En este estado es fácil que aparezcan respuestas y soluciones a problemas que nos angustian, a menudo de forma evidente y clara. Con el tiempo, nuestra vida se vuelve más liviana, más alegre y más auténtica. Poco a poco también vamos adquiriendo consciencia de lo que aparece aquí y ahora. Procesos inconscientes se vuelven conscientes. Y, paralelamente, se convierten en cambios y ocurren cosas que se extrapolan a la vida diaria.

Para bailar, sólo necesitas un cuerpo y ponerlo en movimiento, por pequeño e insignificante que sea.

Te invito a adentrarte en la práctica del movimiento libre, en casa o en grupo, participando en alguna actividad que incorpore esta acción en las sesiones: 5 Ritmos, biodanza, *ecstatic dance*, danza-improvisación, etcétera.

Mi experiencia...

La danza, o más bien el movimiento libre a través de la práctica de los 5 Ritmos de Gabrielle Roth, transformó mi vida. Despertó en mí la alegría, me permitió explorar y ampliar mis zonas de confort, recuperar la ilusión y contactar con mi deseo y mi voluntad. También me brindó la oportunidad de descubrirme desde nuevos puntos de vista, superando patrones y creencias, me hizo sentir más libre y relacionarme conmigo misma de forma más afectuosa y respetuosa.

Si optas por hacerlo en casa, te recomiendo que te reserves un tiempo para ti de un mínimo de treinta minutos, sin interrupciones. Te aconsejo hacerlo regularmente y no menos de una vez por semana. Encontrarás listas de reproducción en mi cuenta de Spotify *movimentnu*. Apaga el móvil. Pulsa *play*. Relaja la mandíbula. Respira... y deja que tu cuerpo se exprese. Sin forzarlo. Simplemente respeta tu movimiento, único y genuino.

¿Cómo te sientes después del movimiento?

- ¿Qué cambios observas en tu cuerpo? Y, en cuanto a tus pensamientos, ¿cómo son ahora?
- ¿Qué ha aparecido durante la sesión? ¿Has conectado con algo que consideres relevante? Anótalo.

Observa también si a raíz de esta práctica se producen cambios en tu día a día. Anótalo en tu cuaderno.

Al transformar la forma de movernos, se producen mutaciones en el cerebro. Se generan nuevas rutas neuronales, como ocurre cuando entrenamos la mente para pensar de forma diferente. Lo mejor de todo es que, en este caso, esto ocurre sin esfuerzo. Cuando nos movemos de otra manera, cuando nos expresamos de otra forma, nuestra mente cambia. Y nuestra vida también. Y esto ocurre sin que hayamos forzado nada. Simplemente permitiéndonos ser, respetando el cuerpo y dejando que se exprese mediante el movimiento natural y espontáneo.

Sacude el cuerpo

Sacude el cuerpo. ¡Menéalo! Como si quisieras sacarte de encima todos los pensamientos que te atormentan, toda la ansiedad, todas las vibraciones negativas. Para ello, ponte de pie, separa los pies a la altura de las caderas, con las piernas relajadas y las rodillas ligeramente flexionadas. Relaja la mandíbula y la lengua. Deja caer los brazos a ambos lados del cuerpo y empieza a mover las manos, sacudiéndolas. Deja que este movimiento se propague al resto del cuerpo, hacia la cabeza y también hacia las piernas. Muévete más rápidamente que tus pensamientos. Mantente en el mismo sitio o desplázate por el espacio si lo prefieres. Libera la voz. Grita si te apetece. Haz este ejercicio tanto tiempo como lo necesites, y siempre que tengas ansiedad o te sientas acelerado. No te hace falta mucho espacio, incluso puedes realizarlo en el baño de un lugar público o compartido. Nota cómo te sientes al terminar.

Los masajes

El masaje es una técnica milenaria que ha sido utilizada con diversas finalidades por todas las grandes civilizaciones de la historia. Sus beneficios se notan tanto en el cuerpo como en la mente y en las emociones de la persona que lo recibe.

Tiene efectos positivos a nivel circulatorio, ya que al aumentar la irrigación sanguínea también se mejora la oxigenación de los tejidos y favorece el retorno venoso y la eliminación de toxinas; sin embargo, también es útil para tratar contracturas y aliviar tensiones musculares, que pueden ser el resultado de malas posturas o tener un origen mental o emocional.

Toda contractura está bloqueando algún movimiento.

Al tratar el cuerpo mediante el masaje no solamente ganamos movilidad articular y recuperamos la fuerza perdida durante años de inactividad o de malas posturas, sino que las consecuencias van más allá y se manifiestan también en un plano psicoemocional. Y es que cuerpo y mente están íntimamente relacionados. Cuando incidimos en el cuerpo, la mente cambia; cuando cambiamos la mente, el cuerpo también lo hace. Por lo tanto, cualquier intervención corporal tendrá efectos tanto a nivel musculoesquelético como a nivel mental y emocional. Y el masaje no es una excepción.

Así pues, te invito a invertir en salud y a acudir a un buen profesional del masaje de vez en cuando. También puedes pedir a tu pareja o a un amigo que te lo hagan, o incluso puedes hacértelo tú mismo. La mayoría de partes del cuerpo son accesibles para un automasaje: la cabeza y las cervicales, los hombros, las piernas o los pies suelen ser zonas donde acumulamos mucha tensión y a las que podemos acceder fácilmente nosotros mismos. ¡Combina estiramientos y amasamientos, y el resultado será doblemente provechoso!

Aparte de los beneficios que ya hemos mencionado, el masaje es también una forma de contacto que podemos utilizar para comunicarnos con nosotros mismos. Puedes llevar una mano al punto donde sientas la ansiedad y enviarle calor. Frotar la zona realizando movimientos circulares suaves te proporcionará un gran alivio. Es una forma de decirle a la ansiedad que esté tranquila, que estás ahí, que la sientes y que le prestas atención.

Observa cómo te sientes antes y después del masaje, ya sea en forma de friega o de fricción suave como en forma de amasamiento más profundo, autoadministrado o recibido a través de otro. Anota todo lo que consideres relevante. Ten presente que cuando trabajamos el cuerpo pueden aflorar sensaciones y emociones que permanecían ocultas. Respíralas y deja que se expresen. Asimismo, es importante que te hidrates bien, ya que los movimientos —también los que se dan en un plano emocional— se acompañan de pérdida de agua.

Respira

> Si tu respiración se encuentra restringida de algún modo, tu vida lo está en ese mismo grado.
>
> MICHAEL GRANT WHITE

La respiración es también un movimiento. Un movimiento que practicamos normalmente de forma involuntaria, pero que tiene consecuencias sobre la salud de todo el organismo. Por su relación con la ansiedad, he querido dedicarle un apartado diferenciado.

Nos proporciona información sobre nuestro estado interior. Cuando estamos angustiados, la respiración se acelera; cuando estamos tranquilos, se vuelve profunda y relajada. Respirar de forma eficiente y natural es un factor esencial en tu camino hacia el bienestar y la calma, y es indispensable para gozar de una buena salud a nivel físico, mental y emocional.

- ¿Cómo es tu respiración aquí y ahora?
- ¿Es superficial o profunda? ¿Acelerada y corta, o larga y pausada?
- ¿Es rítmica y constante, o irregular?

Podríamos pasarnos semanas sin comer, días sin beber y horas sin calor, pero no podemos estar más de unos pocos minutos sin respirar. A diferencia de los alimentos, que necesitan horas para ser digeridos y absorbidos, el oxígeno que inhalamos a través del aire se incorpora a nuestro organismo prácticamente al instante. Todas las células de nuestro cuerpo necesitan recibir oxígeno de forma permanente. Sin respiración no podríamos pensar —el cerebro es uno de los mayores consumidores de oxígeno, hasta una cuarta parte de todo lo que inhalamos—, ni metabolizar los alimentos, ni hablar (el aire es la fuerza que hace vibrar las cuerdas vocales), ni movernos, ni llevar a cabo ninguna de las funciones vitales.

La respiración es, adicionalmente, una de las pocas funciones corporales que podemos realizar tanto de forma involuntaria —y, por lo tanto, automática— como voluntaria. Esto permite que podamos ejercitar el modo en que respiramos, para hacerlo de una manera eficiente y favorable.

En situaciones en las que experimentamos miedo o ansiedad, el cuerpo se cierra y la respiración se vuelve más superficial. Es posible que contener la respiración fuera una manera de protegernos del peligro y pasar inadvertidos ante los depredadores cuando vivíamos en el medio natural. De forma análoga, al ser conscientes de este hecho, podemos aliviar la ansiedad prestando atención a la respiración.

Cuando ésta se calma, las emociones y los pensamientos también lo hacen. Y viceversa. Cuando la mente está agitada, la respiración también. Esto significa que podemos controlar cómo nos sentimos simplemente reajustando la forma en que respiramos.

La respiración es una puerta que conecta la mente con el cuerpo.

Respiración ansiogénica y ansiolítica

La forma en que respiramos puede ser ansiogénica o ansiolítica, es decir, nos puede predisponer a la ansiedad o calmarla.

Una mala respiración se traduce en problemas de diversa índole a nivel físico y psíquico: alteraciones cardiovasculares, afectaciones de órganos y tejidos, ansiedad, fatiga, problemas para concentrarse, etcétera. La calidad de la respiración afecta a nuestra salud tanto física como mental y emocional.

Entre los factores que más interfieren en la respiración se encuentran las malas posturas. Adoptar una postura correcta es el primer paso para respirar de forma óptima, como ya hemos comentado anteriormente. Otro aspecto al que debes prestar atención es la zona donde se produce la respiración: si a nivel torácico o abdominal. Y es que el intercambio gaseoso no se da de forma homogénea en los pulmones: la parte inferior es mucho más eficiente absorbiendo oxígeno que las zonas superiores. Para que te hagas una idea: el 10 por ciento de la parte inferior de los pulmones absorbe más de 40 ml de oxígeno por minuto, mientras que en el 10 por ciento superior se reduce a 6 ml por minuto.

Con la respiración torácica, las zonas inferiores de los pulmones apenas reciben aire, lo que se traduce en una oxigenación superficial, pobre y reducida en la sangre arterial. Por el contrario, la respiración abdominal o diafragmática, que consiste en llevar el aire al abdomen, permite optimizar la ventilación y la oxigenación. Como consecuencia, nuestra mente se serena y, al mismo tiempo, también nos sentimos más enérgicos y vitales.

Éstos son algunos de los beneficios de la respiración abdominal:

- Reduce el estrés y la ansiedad.
- Incrementa la vitalidad y la energía.
- Favorece la relajación y la claridad mental.
- Mejora la memoria y la concentración.
- Disminuye la inflamación y el dolor.
- Beneficia la calidad del sueño.
- Aumenta el rendimiento durante el ejercicio físico gracias a la mejoría de la ventilación, la relajación muscular y el metabolismo energético.
- Favorece la recuperación después de un esfuerzo.
- Participa en la termorregulación y mejora el funcionamiento del sistema inmunitario.

Otro aspecto a tener en cuenta es por dónde entra el aire: si lo hace por la nariz o por la boca. La respiración nasal supone un primer filtro para los tóxicos ambientales presentes en el aire, algo que no ocurre cuando respiramos por la boca. Por lo tanto, en este sentido, respirar por la nariz también resulta más ventajoso.

Respirar consciente, abdominal y nasalmente es el primer paso para reducir la ansiedad; favorece los estados de relajación y aumenta la energía y la vitalidad de todo el organismo.

Pranayama

La respiración es una parte fundamental del trabajo de disciplinas como el yoga, pero también de la danza, el teatro o el canto, entre otras.

Si practicas yoga o lo has hecho en algún momento, seguramente la palabra *pranayama* te resulte familiar. Se trata de un término que procede del sánscrito y que consta de dos vocablos: *prana* [fuerza vital] y *ayama* [extensión]. Vendría a ser algo similar a «extensión de la fuerza vital». Su práctica se inició en la India hace miles de años y consiste en ejercicios de respiración consciente con el objetivo de incrementar el oxígeno y vivificar el cuerpo o relajarlo.

Las técnicas del *pranayama* tienen como objetivo estimular las vías psíquicas y espirituales del cuerpo. La mayoría se basan en ejercicios sencillos que, por lo general, pueden llevarse a cabo en cualquier momento y lugar.

Respirar y sentir

A medida que practicas una nueva forma de respirar es probable que aparezcan en ti emociones y sensaciones que habías estado reprimiendo. Si ése es el caso, no te asustes; forma parte del proceso natural de sanación. Obsérvalas y deja que sean ellas mismas. Son sensaciones que llevaban mucho tiempo buscando la manera de expresarse. Simplemente respira aún más y permite que se muevan. Si quieres, puedes acompañarlas con el movimiento del resto del cuerpo.

Reprimir la respiración a base de fuerza muscular es uno de los principales mecanismos que utilizamos para distanciarnos del dolor. En realidad, no respirar se convierte en una forma de anestesia. Con la voluntad de protegernos del mundo hemos ido creando una armadura que afecta a la calidad de la respiración y que reduce las sensaciones dolorosas, pero también las que son placenteras y agradables.

**Si tu respiración es superficial,
tu vida también lo es.**

Una respiración pobre limita nuestra capacidad de sentir y vivir con plenitud; nos desconecta de la tristeza y de la rabia, pero también del deseo y de la alegría. Porque la armadura que hemos construido no es selectiva.

El primer paso para vivir intensamente pasa por respirar profundamente.

Al contener la respiración reprimimos una parte de nosotros que desea expresarse. Esto lo hacemos a costa de tensión muscular y, por lo tanto, de una enorme inversión de energía, lo que nos quita vitalidad y hace que nos sintamos cansados, aparentemente sin motivo. Además, a la larga, reprimir la respiración y las emociones genera mucha ansiedad y puede acabar ocasionando problemas mayores.

Cuando respiramos vivimos las cosas con mayor intensidad, pero al «respirarnos» también nos damos el espacio para que lo que está vivo en nuestro cuerpo se exprese y, de rebote, la ansiedad vinculada a ello desaparece normalmente.

¡Respira!

> En el Anexo 2 encontrarás ejercicios respiratorios que te ayudarán a poner en práctica todo esto y a entrenarte para respirar de un modo más eficiente y ansiolítico.

Recupera el contacto con la naturaleza

> Movimiento y naturaleza deberían ser siempre las herramientas de primera elección para abordar la ansiedad.

Actualmente, la mayor parte de la población mundial vive en las ciudades. En concreto, un 55 por ciento de las personas vivimos en entornos urbanos, y se prevé que esta cifra aumente hasta el 70 por ciento en 2050. A principios de 1800 era únicamente un 3 por ciento. En Europa y Norteamérica, este porcentaje se sitúa en torno al 80 por ciento.

Con el tiempo nos hemos ido distanciando de la naturaleza, ajenos a los efectos positivos que ejerce en nosotros. Al sentirnos separados de los ecosistemas, nos hemos visto con la potestad de dominarlos o explotarlos en beneficio propio. Encerrados entre cuatro paredes, hemos olvidado nuestra condición de seres ecodependientes que necesitan la naturaleza para sobrevivir y sentirse bien: somos el aire que respiramos, el agua que bebemos de los ríos y que se ha evaporado de los mares y de los océanos, y los alimentos que ingerimos de la tierra y que contienen la energía del sol.

El contacto con la naturaleza es imprescindible para disfrutar de una buena salud a todos los niveles (físico, mental y emocional). Se trata de algo que no podemos sustituir. La ansiedad, la irritabilidad, la tristeza, la falta de sentido, la confusión y la pérdida de vitalidad son algunos de los síntomas del cautiverio.

En este aspecto, la recomendación es sencilla: pasa tanto tiempo como puedas en contacto con la naturaleza. Da un paseo por el bosque, quítate el calzado y camina por la arena o la tierra mojada, báñate en el mar, deja que el aire y el sol acaricien tu piel, escucha el canto de los pájaros y deléitate con las formas, los colores, los aromas y las texturas del mundo natural.

Naturalízate.

Esto significa: lleva una vida lo más natural posible y en armonía con tu naturaleza. Si lo haces, ¡habrás avanzado ya mucho en relación con la ansiedad! Pero si te resulta complicado, porque vives en una ciudad a kilómetros de distancia del mundo natural o por falta de tiempo, siempre puedes pasear por un parque urbano o llevar la naturaleza a tu casa: basta con unas cuantas plantas para que te sientas mejor.

Los beneficios del contacto con la naturaleza

Cuando entramos en contacto con la naturaleza porque paseamos por un bosque o por un parque urbano, o incluso cuando olemos una flor o contemplamos una planta, nuestros cuerpos se relajan, lo que supone un respiro para el sistema nervioso simpático, que está continuamente activado en exceso por la cantidad de estímulos que recibimos y porque vivimos en un estado de alerta constante.

Se ha observado que las personas que viven más alejadas del entorno natural tienen una menor esperanza de vida comparadas con las que viven rodeadas de árboles; se sienten menos vitales y más cansadas, y presentan una mayor tendencia al aislamiento social.

Los principales beneficios del contacto con la naturaleza para la salud son:

- Reduce la actividad del sistema nervioso simpático, el encargado de la respuesta de luchar y huir [*fight and flight*], y aumenta la del sistema parasimpático, encargado de descansar y digerir [*rest and digest*].
- Disminuye la frecuencia cardíaca, la tensión arterial y los niveles de las hormonas vinculadas al estrés (adrenalina y cortisol). Esto hace que nos sintamos relajados, cómodos y, al mismo tiempo, enérgicos y renovados.
- Mejora la concentración, la atención y la memoria.
- Favorece las relaciones sociales.
- Reduce la fatiga, el estrés, la ansiedad y la depresión.
- Estimula el sistema inmunitario.

- Nos ayuda a dormir mejor.
- Impulsa la creatividad.
- Incrementa el bienestar y la autoestima.

La naturaleza calma nuestra mente. El simple hecho de entrar en contacto con ella reduce la actividad del sistema nervioso simpático y los niveles de cortisol en sangre, actuando así como un ansiolítico gratuito y sin efectos secundarios. El verde de las plantas y las formas irregulares de la naturaleza nos recuerdan a nuestro hogar original. Se trata de un medio que nuestros genes pueden reconocer, y por eso nos sentimos más confiados y seguros cuando estamos cerca de él.

Sin embargo, la naturaleza no es únicamente nuestro hogar y el medio de donde obtenemos todo lo que necesitamos para sobrevivir, sino también la que nos salva de la soledad y de la prisión de nuestras mentes. La forma que tiene Occidente de entender a las personas en relación con el medio se asienta en una profunda cosmovisión dualista que divide y concibe el mundo en dos: los seres humanos y todo lo demás, el yo y el tú. Esta visión supremacista y escindida nos hace creer que tenemos la potestad de utilizar, dominar y explotar la naturaleza y los animales que forman parte de ella en beneficio propio, pero también nos hace sentir tristemente solos y perdidos, lo que nos ocasiona mucho sufrimiento y ansiedad. Superar esta visión antropocéntrica y dual pasa por darnos cuenta de nuestra condición ecodependiente y reconocer nuestra pequeñez y humildad en relación con todo lo existente.

Sin naturaleza, no hay salud.
Sin naturaleza, no hay futuro.

A continuación, encontrarás algunas estrategias para paliar el déficit de naturaleza que han demostrado ser efectivas en el tratamiento y prevención de la ansiedad.

Los baños de bosque

Un paseo entre los árboles es una medicina muy eficaz para el cuerpo y la mente. Los baños de bosque o *shinrin-yoku* son una práctica muy extendida en Japón, donde se originaron a finales del siglo pasado, porque las personas que la llevaban a cabo afirmaban sentirse bien. Se trata de una actividad que consiste en andar en silencio y de forma relajada por el bosque durante unas horas, para impregnarse de él con todos los sentidos.

Con los años, el *shinrin-yoku* se ha ido extendiendo por todo el mundo. Entre sus beneficios, corroborados por la comunidad científica, encontramos los siguientes:

- Favorece la relajación.
- Reduce la actividad del sistema nervioso simpático y favorece la del parasimpático.
- Mitiga la fatiga y el estrés físico y mental.
- Disminuye la frecuencia cardíaca y la tensión arterial.
- Aumenta la sensación de bienestar.
- Mejora la concentración, la memoria y la creatividad.
- Estimula el sistema inmunitario, al aumentar la actividad de las Natural Killer (NK), unas células implicadas en la lucha contra los procesos infecciosos y los cánceres.

Todos estos efectos se deben principalmente a las *fitoncidas* —un término que viene de la palabra griega *fito* [planta], y del latín *tsido* [matar]—, unos compuestos que los árboles liberan de forma natural para protegerse de las agresiones de insectos, hongos o bacterias.

Toma el sol con regularidad

Necesitamos exponernos directamente al sol para gozar de una buena salud física, mental y emocional. Cuando dejamos que nos llegue la luz solar, en concreto los rayos UVB, nuestro cuerpo sintetiza vitamina D, la cual está involucrada en multitud de procesos que regulan el buen funcionamiento del organismo, uno de los cuales es su rol en la síntesis de serotonina, tal y como hemos visto en la primera parte del libro.

La exposición al sol es la única forma de obtener esta vitamina en cantidad suficiente. Aunque las necesidades varían en función del tipo de piel, la zona donde se vive y la época del año, en general se recomienda que los baños se realicen entre las once y las dos del mediodía del día, empezar con poco rato e ir aumentando el tiempo de exposición. En verano, cuado el sol es muy intenso, en general pasada media hora, es necesario utilizar filtros solares, preferentemente físicos y sin sustancias tóxicas para evitar que estropeen nuestra salud y el medio ambiente.

Además, el contacto con el sol hace que la piel fabrique óxido nítrico de forma inmediata, un potente vasodilatador que mejora la circulación sanguínea y estimula la producción de progesterona, considerada un ansiolítico natural, como ya hemos comentado en la primera parte del libro.

Por otro lado, la luz también regula la síntesis de melatonina, la «hormona del sueño». Su ritmo de producción es cíclico y depende de la luz tanto solar como artificial. En humanos se produce mayoritariamente en la glándula pineal, se sintetiza a partir de la serotonina —y ésta, a su vez, a partir del triptófano— y participa en una gran variedad de procesos y funciones celulares, neuroendocrinas y neurofisiológicas.

Quítate el calzado y entra en contacto con la tierra

Las suelas de los zapatos, el alquitrán y el cemento sobre el que caminamos habitualmente y la ropa sintética que llevamos puesta constituyen una barrera que nos separa del ambiente y que interrumpe el circuito eléctrico que durante miles de años nos ha estado cargando y descargando de forma natural.

La tierra actúa como un antiinflamatorio y un antioxidante natural, reduciendo el exceso de radicales libres: cuando nos falta contacto con la tierra, el organismo es más susceptible a la inflamación y a la oxidación. Vivimos en un planeta vivo, eléctrico, con energías naturales. El *grounding* o *earthing* (en inglés, literalmente, tomar tierra), que consiste esencialmente en entrar en contacto con el suelo y que podemos llevar a cabo caminando descalzos sobre la tierra, la arena o la hierba, nos permite descargar la electricidad estática acumulada en el cuerpo, debido a un calzado que nos aísla del suelo y al hecho de vivir en espacios cerrados rodeados de aparatos eléctricos que generan fuertes campos electromagnéticos.

Permitir que los pies toquen directamente la tierra, sin barreras, es una de las mejores maneras de recargarnos de energía y vitalidad, de liberar tensiones, de recuperar el contacto con la naturaleza y, sobre todo, de reducir la ansiedad y el estrés. Además, la práctica del *earthing* nos ayuda a dormir mejor, estimula el sistema inmunitario, disminuye la inflamación, la fatiga y el dolor, regula la tensión arterial y reduce las migrañas.

El contacto directo con la tierra calma el cuerpo y serena la mente.

Algo tan sencillo y natural como andar descalzos en terrenos naturales tiene consecuencias muy positivas para la salud. ¡Son suficientes quince o treinta minutos al día para notar sus beneficios!

Lleva la naturaleza a casa

A pesar de que son cada vez más los pueblos y ciudades que cuentan con jardines y parques urbanos naturalizados, que pueden ayudarnos a paliar el déficit de naturaleza, los hábitos de vida actual contribuyen a que no siempre sea fácil disponer de un rato para pasear o para llevar a cabo las propuestas anteriores, sobre todo cuando vivimos a kilómetros de distancia del bosque o de la playa más cercanos. No obstante, existen alternativas que te ayudarán a acercarte a la naturaleza sin moverte de casa, como tener plantas ornamentales y aromáticas o cultivar tu propio huerto.

Las plantas ornamentales y las plantas aromáticas

Las plantas ornamentales constituyen una forma fácil de recuperar el contacto con la naturaleza en la vida cotidiana. Tenerlas en casa o en el trabajo te ayudará a combatir el estrés y a relajarte. Está demostrado que cuidarlas, regarlas o arreglar sus hojas y flores contribuye a mejorar la sensación de bienestar y la salud.

Se ha comprobado que poner plantas en el lugar de trabajo tiene efectos positivos sobre la salud; en especial, ayuda a reducir el cansancio, el dolor de cabeza, la niebla mental, la irritación de ojos, de nariz y cuello, la tos y la sequedad de la piel, mejora la concentración y el estado de ánimo y reduce el estrés y la ansiedad.

Adicionalmente, si tienes una terraza o un balcón, aunque sean pequeños, puedes plantar árboles, arbustos o flores aromáticas que favorezcan la biodiversidad y que te ayuden a propiciar estados de calma. Los olores naturales de algunas plantas como la lavanda, la menta, el romero o el tomillo contribuyen a reducir la tensión arterial, a disminuir los niveles de ansiedad y la actividad de la corteza prefrontal.

Cultiva tu huerto

No hace falta que tengas un gran terreno; basta con un balcón para que puedas disfrutar de los beneficios de tener un huerto en casa. En poco espacio puedes cultivar hortalizas o plantas aromáticas.

Más allá de la satisfacción que proporciona ver cómo crecen los alimentos que has cultivado tú mismo, la horticultura es una buena terapia antiestrés y antiansiedad que nos ayuda a calmar la mente y, a su vez, es un pretexto para poner el cuerpo en movimiento. Así, la práctica de la jardinería nos ayuda a paliar dos de los déficits de nuestro tiempo: de movimiento y de naturaleza. El simple hecho de quitar las malas hierbas y cuidar un huerto o jardín ayuda a disminuir la rigidez y el malestar, mejora la circulación, baja la tensión arterial y hace que nuestra mente esté ocupada.

Seis beneficios de cultivar tu propio huerto o jardín son:

- Te mantiene activo.
- Te ayuda a recuperar el contacto perdido con la naturaleza.
- Te obliga a estar presente, aquí y ahora, y a mantener la mente ocupada.
- Reduce el estrés y la ansiedad.
- Te permite disponer de alimentos frescos y de temporada.

- Contribuye a reducir la contaminación de las ciudades y a mejorar la calidad del aire.

Naturaleza y mindfulness

La naturaleza es un remedio que nunca falla.

Siempre puedes acudir a la naturaleza para encontrar refugio y para calmar tu mente agitada y dispersa. Siempre está presente: si crees que no tienes elementos naturales a mano, centra la atención en tu cuerpo, que también es obra de la naturaleza.

Ésta es, además, una gran fuente de distracción, ya que nos ayuda a salir de la cárcel de nuestras mentes, permanentemente preocupadas por el futuro o ancladas en el pasado, y a contemplar la inteligencia que impera en toda forma de vida, por pequeña o insignificante que pueda parecer.

El distanciamiento de la naturaleza nos ha llevado a sentirnos separados y escindidos y, con ello, nos hemos sentido vacíos, solos, confundidos y agitados. La buena noticia es que se trata de algo que tiene fácil solución: prestar atención a los sonidos, los olores, las formas y los colores del mundo natural contribuye a calmar la mente, a relajar el cuerpo y a serenarnos. Nos ayuda a relativizar, a sentirnos parte de un Todo mayor. Nos conecta con el instante presente y con lo que ocurre aquí y ahora.

La contemplación de la naturaleza aporta una inmensa quietud.

Lo mismo ocurre cuando observamos un animal o entramos en contacto con él. Los animales viven en el ahora, completamente entregados a la vida. Cuando observas y acaricias a un perro o escuchas ronronear a un gato, el pensamiento se relaja por un instante y aparece un espacio de quietud en tu interior. El comportamiento animal alberga mucha sabiduría: ¡basta con observar pequeños invertebrados para darnos cuenta! Tenemos mucho que aprender de ellos...

Por todo esto, el mundo natural nos ofrece el contexto ideal para la práctica del *mindfulness* o de la atención plena, que consiste en abrirnos a la experiencia presente, observando lo que ocurre en nuestro interior aquí y ahora sin manipular ni interferir. Se ha comprobado que practicar regularmente la meditación o técnicas de *mindfulness* contribuye a reducir el estrés y la inflamación, y a ralentizar el envejecimiento celular por su capacidad de modular la expresión de numerosos genes. A nivel cerebral, es capaz de provocar cambios estructurales y funcionales en determinadas regiones de la corteza prefrontal, en el hipocampo o en la corteza cingulada, regiones especialmente involucradas en la regulación emocional y en la memoria.

La práctica del *mindfulness* en la naturaleza, que combina los beneficios de la atención plena y del contacto con el medio natural, nos ayuda a aliviar tensiones, a gestionar el estrés y a vivir de manera más plena y relajada. Sentir cómo el viento mueve las hojas, el crepitar de las ramas, aspirar el olor a tierra mojada, observar los remolinos que se crean en un arroyo o los caminos que construyen las hormigas a su paso, escuchar el canto de los pájaros y ver cómo vuelan, admirar la salida o la puesta del sol o el brillo de las estrellas en el firmamento son experiencias enormemente terapéuticas y sanadoras.

Come sano

La salud mental también está estrechamente relacionada con la nutrición. Nuestra forma de alimentarnos influye notablemente en los niveles de ansiedad por dos razones fundamentales: en primer lugar, porque hay determinados nutrientes esenciales que no podemos sintetizar directamente y que, por lo tanto, debemos aportar a través de la dieta, porque cuando faltan nos predisponen a la tristeza o a la ansiedad; y, en segundo lugar, porque de la calidad alimentaria depende la salud de la microbiota, que desarrolla numerosas funciones en el organismo, algunas de las cuales están relacionadas con la regulación del estado de ánimo.

La alimentación es uno de los factores que más puede contribuir a la mejora de la salud, pero también uno de los que más puede dañarla. Cada una de nuestras comidas se convierte, pues, en una oportunidad para encontrarnos mejor y sentirnos más alegres y vitales.

Retira lo que te perjudica

> *Primum, non nocere.*
> [Lo primero es no hacer daño.]
>
> HIPÓCRATES

La primera premisa que debes tener en cuenta para alimentarte de manera saludable es la de retirar de la dieta lo que te perjudica, y con ello me refiero, sobre todo, a los productos industriales ultraprocesados, elaborados con materias primas baratas, azúcares, aceites y cereales refinados, aditivos (conservantes, colorantes, estabilizantes, saborizantes, antioxidantes), etcétera.

Pero además de reducir el consumo de productos industriales, de fritos y de azúcares, comer sano también supone limitar los cereales y las harinas. Aunque existen evidencias del consumo de avena por parte de la especie humana desde hace más de 30.000 años, las cantidades que se comían eran muy poco relevantes. Con la revolución agrícola, los cereales se convirtieron en la base de nuestra dieta y la empobrecieron. El valor nutricional de los cereales es bajo: en comparación con los alimentos que consumíamos habitualmente hasta entonces, aportan menos nutrientes por caloría. Esto nos obliga a comer mayor cantidad para saciarnos y cubrir las exigencias nutricionales o hacerlo mediante productos enriquecidos artificialmente.

Además, cuando los cereales se convierten en harina aumentan su capacidad para engordarnos, ya que nos aportan muchas calorías y, al mismo tiempo, como se digieren muy rápidamente, aumentan los niveles de la glucosa y la insulina en sangre. En este grupo se incluyen la mayor parte de los productos industriales, pero también el pan, la pasta o las galletas.

El consumo de productos refinados y ultraprocesados llena tu cuerpo de sustancias químicas de reciente aparición que, al no ser naturales, el organismo, en muchas ocasiones, es incapaz de reconocer. Como consecuencia, reacciona contra ellas, provocando alergias, problemas digestivos como distensión y dolores abdominales o intolerancias de todo tipo, las cuales son cada vez más frecuentes y en edades más tempranas, y reduce la diversidad de la microbiota intestinal o la altera, lo cual, de rebote, debilita al sistema inmunitario. Por eso mismo también es importante eliminar el consumo de productos con gluten, el alcohol y el tabaco, así como reducir el de los de origen animal, sobre todo cuando son de mala calidad.

Estos productos nos restan mucha energía, porque generan una gran cantidad de residuos tóxicos, predisponen a la inflamación y contribuyen a que el cuerpo enferme. Eliminarlos de tu alimentación hará mucho más por tu salud que cualquier dieta milagrosa que puedas encontrar en internet.

Si padeces de ansiedad también es importante que reduzcas el consumo de productos estimulantes como el café, el té o el chocolate, sobre todo a partir de las tres de la tarde.

El gluten

El gluten es un complejo de proteínas (principalmente gliadina y glutenina) que se encuentra en la semilla de muchos cereales mezclado con almidón. Lo encontramos en el trigo, el centeno, la cebada y la espelta. Las personas con celiaquía deben evitarlo siempre, ya que les provoca una respuesta autoinmune y problemas graves de absorción de nutrientes. En estos casos, el cuerpo reacciona contra la proteína del gluten como si fuera un cuerpo extraño, y al ser muy parecida a otras proteínas que conforman los tejidos de nuestro cuerpo, como los cartílagos o la tiroides, esta respuesta puede acabar desembocando en un ataque contra el propio organismo por el mimetismo y la similitud existente entre ellas.

Pero aparte de quienes padecen estas enfermedades, el gluten daña la barrera intestinal e incrementa su permeabilidad, lo que aumenta el riesgo de infecciones y predispone a la inflamación. Y esto es así en todas las personas, independientemente de que tengan o no celiaquía o hipersensibilidad al gluten. Así pues, si quieres encontrarte bien, sentirte vital, enérgico y alegre, reduce la ingesta de alimentos con gluten (pan, pasta, pizza, etcétera.) y notarás cómo mejoras.

Alimentos reales, naturales y de calidad

Una vez hayamos eliminado, o al menos limitado, el consumo de productos que nos perjudican y que roban mucha energía al sistema nervioso para destinarla al sistema inmunitario, el siguiente paso es nutrirnos con alimentos reales, de calidad, frescos y naturales, esencialmente **frutas y verduras de temporada ecológicas y producidas lo más cerca posible del lugar en el que vives.** Esto ayudará a tu organismo a enfrentarse a las exigencias del entorno, el cual coincide con el de la planta si optamos por productos de proximidad. Además, los vegetales son ricos en vitaminas, minerales y otros nutrientes que son esenciales para el correcto funcionamiento de nuestro cuerpo. Además, los alimentos ecológicos no han sido tratados con pesticidas, herbicidas u otras sustancias tóxicas que pueden alterar el funcionamiento de los sistemas inmunitario, metabólico, endocrino y neurológico, y que restan energía al organismo. Son, pues, mucho más respetuosos con tu salud y con el planeta.

Las plantas fabrican polifenoles y otras sustancias para protegerse de las agresiones, de la radiación ultravioleta y de los fenómenos climáticos, y lo hacen en función de su entorno característico. Si las recolectamos en el momento óptimo, mejoraremos nuestra salud intestinal, hormonal, inmunitaria y cerebral. Además, sincronizar nuestros ritmos biológicos con los ciclos estacionales de la Tierra nos ayudará a vivir de forma más saludable y con más armonía, tanto a nivel físico como mental y emocional.

Si sigues una dieta rica en frutas y verduras, legumbres, semillas y frutos secos, variada en colores, sabores y texturas, alternándolos en función de la estacionalidad, no será necesario que cuentes las calorías ni estar pendiente de los nutrientes, ya que, en general, los estarás proveyendo sin que debas seguir prestándoles mucha más atención. Tus niveles de ansiedad van a disminuir y tu vitalidad y energía también lo notarán.

Alimentación ansiolítica

Retirar los productos industriales ultraprocesados, el azúcar, el gluten, el alcohol, los fritos, etcétera, y seguir una dieta variada basada en plantas e incorporando de vez en cuando alimentos de origen animal de calidad resulta muy beneficioso para reducir los niveles de ansiedad.

Aparte de todo esto, tal y como ya hemos visto en la primera parte del libro, existen algunos alimentos con propiedades ansiolíticas específicas que vale la pena incorporar a tu alimentación.

Listado de alimentos con propiedades ansiolíticas

Del reino vegetal:

- Fruta fresca (en función de la temporada): plátano, manzana, sandía, frutos rojos, limón, naranjas, kiwi, etcétera.
- Vegetales de hoja verde y crucíferas (sobre todo coles de Bruselas y brócoli).
- Legumbres, en especial los garbanzos, las lentejas y los guisantes.
- Semillas: de lino, de cáñamo, de chía, de sésamo, de girasol, de calabaza, etcétera.
- Frutos secos: principalmente las nueces, pero también las almendras, las avellanas, los pistachos y los piñones.
- Raíces: remolacha, zanahoria, etcétera.
- Bulbos: ajo y cebolla.
- Tubérculos: boniatos y la patata cuando la dejamos enfriar un mínimo de doce horas en la nevera una vez cocinada (porque el almidón se convierte en almidón resistente con propiedades prebióticas).
- Frutos: tomates, aceitunas, aguacate, pimiento rojo y pimiento verde, etcétera.
- Setas.
- Espárragos.
- Puerros.
- Alcachofa.
- Perejil.
- Cereales integrales sin gluten: mijo, arroz, maíz.
- Pseudocereales: quinoa, amaranto, trigo sarraceno, sorgo.
- Achicoria.
- Algarroba en polvo.

- Fermentados: chucrut, kimchi, kéfir, té kombucha, umeboshi y derivados de la soja como miso o tempeh.
- Especias: cacao, canela, clavo, nuez moscada y, sobre todo, la cúrcuma, el jengibre, la pimienta, la cayena o el cardamomo por sus propiedades antiinflamatorias.

Del reino animal:

- Huevos ecológicos de gallinas criadas en libertad (número 0).
- Pescado y marisco: principalmente pescado azul, salmón salvaje y ostras.
- Carne de pasto ecológico.
- Aves de corral, de animales criados en libertad.
- Vísceras, en especial el hígado de ternera.
- Lácteos ecológicos, preferentemente el queso o el yogur de cabra o de oveja, porque son más digeribles.

Bebe agua

El agua es un elemento indispensable para la vida. Pero aparte de eso, cuando estamos deshidratados nos volvemos más vulnerables al dolor y a la ansiedad.

Las necesidades hídricas varían en cada individuo y situación, en función de la edad, el sexo, el grado de actividad o ejercicio físico y las condiciones climáticas. Por eso es muy difícil establecer unas recomendaciones generales válidas para todos.

En cualquier caso, escucha tus necesidades y bebe agua de forma suficiente a lo largo del día, disminuyendo su ingesta durante las comidas para no interferir en los procesos digestivos. Recuerda que si practicas ejercicio físico y durante episodios estresantes o de elevada intensidad emocional, tus exigencias hídricas aumentan.

Descansa

Dormir es una necesidad biológica, tanto o más que comer o beber. De hecho, podríamos pasarnos un mes sin comer, pero poco más de una semana sin dormir.

Está demostrado que la falta de sueño, ya sea en cantidad o en calidad, nos predispone a numerosas enfermedades y es uno de los principales factores que contribuyen a la ansiedad. Basta una noche durmiendo mal para ser conscientes de cómo afecta este hecho a nuestra vida diaria, pero evidentemente las consecuencias van a peor si la privación de sueño se repite de forma continuada: irritabilidad y mal humor, tendencia al aislamiento, mayor vulnerabilidad a las infecciones, pero también alteraciones afectivas (depresión, ansiedad), cognitivas (problemas de memoria, descenso de la concentración y el rendimiento) y metabólicas como la diabetes o la obesidad, aceleración de procesos tumorales, problemas cardiovasculares, envejecimiento precoz o trastornos neurodegenerativos, entre otras.

Mientras dormimos se activan numerosos mecanismos de limpieza y regeneración celular, se eliminan toxinas y se activa el sistema inmunitario para combatir posibles microorganismos patógenos. Dormir mal nos predispone a la inflamación y tiene efectos inmunosupresores, aumenta el riesgo de infecciones y nos hace más vulnerables a los patógenos. Además, el déficit de sueño aumenta los niveles de cortisol en sangre, lo que nos hace más sensibles al estrés.

Un buen descanso es indispensable para la salud.

Presta, pues, atención a tu sueño si quieres gozar de una buena salud y sentirte bien a todos los niveles.

Dormir menos de seis horas tiene efectos perjudiciales

para todo el organismo, tanto a corto como a largo plazo, y nos predispone a la enfermedad. En edad adulta, deberíamos dormir a diario entre siete y nueve horas.

Algunas recomendaciones para una buena «higiene del sueño» son:

1. Cena algo ligero al menos dos horas antes de acostarte para evitar que el cuerpo se dedique a la digestión durante la noche, y así facilitar las funciones de limpieza y reparación. No abuses de los carbohidratos ni de los azúcares simples.
2. Baja las persianas o utiliza cortinas opacas que impidan que entre la luz. La oscuridad es necesaria para sintetizar melatonina y poder disfrutar de un buen descanso.
3. Enfría la habitación antes de acostarte; intenta que no sobrepase los 18 °C. En invierno, apaga la calefacción un rato antes de acostarte. Es importante no pasar calor durante la noche y, en la medida de lo posible, respetar el contraste térmico entre el día y la noche.
4. Desconéctate del mundo digital al menos entre una y dos horas antes de acostarte. Limita el uso de pantallas durante la noche: son fuentes de luz azulada que inhiben la producción de melatonina.
5. Reduce el consumo de café, chocolate, té y otras sustancias estimulantes pasadas las tres de la tarde, y también del alcohol, sobre todo durante la noche; se ha comprobado que contribuye a la fragmentación del sueño, porque produce microdespertares y suprime el sueño REM.
6. Pasa al menos un rato todos los días en el exterior y exponte a la luz solar a lo largo del día.
7. Muévete y practica deporte durante el día y evítalo durante las últimas horas, cuando el sol ya se ha puesto, o al menos tres horas antes de acostarte.

7

Cuida tus emociones

> Expresar es una condición humana.
> Es una medida práctica para evacuar el estrés o la tensión.
>
> ÁNGELES WOLDER

Si pasas más tiempo al aire libre y en contacto con la naturaleza; si tomas el sol un rato cada día; si sales a pasear y practicas deporte con regularidad; si comes alimentos reales, ricos en antioxidantes y vitaminas y le añades un buen descanso, ya tendrás mucho a tu favor. Estoy segura de que si pones en práctica todas estas recomendaciones, tendrás cada vez menos ansiedad, y cuando se presente lo hará de forma menos intensa. De hecho, incluso es posible que al incorporar estos cambios a tu día a día, la información que encontrarás a continuación no te haga demasiada falta. Y es que la ansiedad disminuye de forma paralela al adoptar hábitos de vida que son coherentes con lo que nuestros genes necesitan para estar bien.

Las estrategias que aparecen en este apartado, centradas en el reino de las emociones, así como las incluidas en el capítulo siguiente, «Cuida tus pensamientos», son complementarias a todas las medidas que ya hemos trabajado, centradas en la biología.

En cualquier caso, una buena gestión emocional es un aspecto a tener en cuenta para abordar la ansiedad, sobre todo cuando aquí se encuentra la causa que la explica. Esto pasa, en primer lugar, por respetar las emociones y, en segundo lugar, por aprender a expresarlas de forma sana.

Abandona la lucha

> Lo que resiste, persiste;
> lo que aceptas, se transforma.
>
> CARL JUNG

Abandona la lucha contra ti mismo. Deja de batallar contra tus emociones, contra lo que piensas, lo que deseas, lo que haces y lo que sientes. La lucha añade mucho sufrimiento a la experiencia.

Invertimos mucha energía luchando contra lo que *es* con la voluntad de no sentir. Queremos controlar la ansiedad. Queremos controlar las emociones. Reprimirlas. Evitar que se expresen. Nos asustan los efectos supuestamente devastadores que pueden tener, cuando en realidad lo que debería darnos miedo es toda la energía y el sufrimiento que invertimos con la voluntad de contenerlas. Todo esto nos agota y, al mismo tiempo, nos hace vivir en un estado de alerta constante que obliga al cuerpo a ejercer una fuerza muscular que genera contracturas, dolores crónicos, dolor de cabeza, tristeza, cansancio, etcétera.

¡Imagina toda la energía adicional de la que dispondrías si no invirtieras tantos esfuerzos en luchar contra ti mismo!

Sólo hay dos formas de no sufrir cuando aparece un síntoma o una sensación, sea cual sea: desconectándonos del cuerpo (y, con ello, de la sensación), mediante drogas o medicación, o con un exceso de actividad física o mental; o bien abandonando la lucha.

Desconectarse del cuerpo, como ya sabes, tiene una serie de consecuencias. Por lo tanto, no es una buena opción si lo que quieres es gozar de una buena salud y de una vida plena. Y es que el síntoma no desaparece aunque no seas capaz de sentirlo. No prestarle atención obliga a tu cuerpo a comunicarse contigo de otras formas, cada vez más intensas y menos agradables, hasta que lo atiendas.

No temas la ansiedad

La ansiedad desarrolla funciones positivas en nuestra vida: nos protege y advierte del peligro. ¿Por qué, entonces, deberíamos temerla? Cuando dejamos de verla como a una enemiga y la consideramos como lo que en realidad es, una aliada que nos indica el camino hacia el bienestar, la ansiedad deja de asustarnos. Cuando comprendes esto, el sufrimiento y la lucha que a menudo aparecen asociados a la ansiedad disminuyen o desaparecen.

El miedo a la ansiedad no hace más que agravarla. Es un pez que se muerde la cola. Así pues, permitirte sentirla en tu cuerpo y dejar que se exprese es algo fundamental para no añadir sufrimiento a la experiencia.

Dedicamos muchos esfuerzos protegiéndonos de lo que en realidad nos protege: la emoción, la ansiedad. ¿Qué contrasentido, verdad? Tendemos erróneamente a creer que lo que está mal es nuestra ansiedad, nuestra emoción. Y así, pensamos que lo que no funciona está en nuestro interior, cuando en realidad esos síntomas desempeñan una función y nos protegen de algo que sí puede ponernos en peligro: del ataque de un animal o de una persona que nos está agrediendo, por ejemplo. Esto tiene dos consecuencias importantes: la primera, que no invertimos la energía en luchar contra lo que realmente nos amenaza, y esto nos pone aún más en peligro, y la segunda, que nos pasamos la vida huyendo de nosotros mismos, evidentemente sin éxito. De este modo, lo que evolucionó para protegernos se vuelve en nuestra contra. Algo que nos recuerda a los fenómenos de autoinmunidad.

La buena noticia es que podemos revertir esta situación. Se trata simplemente de cambiar el punto de mira y desplazar tu atención a lo que la ansiedad o la emoción te están señalando. En definitiva: se trata de centrar la atención en la luna en vez de hacerlo en el dedo que la señala.

> Cuando el sabio señala la luna,
> el necio mira el dedo.
>
> Proverbio chino

Sea como fuere, no puedes dejar de sentir lo que ya sientes. Lo que es ya es. Por lo tanto, es inútil que inviertas energías luchando contra ello. Lo único que conseguirá eso es agravar el problema y prolongar el sufrimiento en el tiempo. Así pues, lo mejor que puedes hacer cuando aparecen estados como la ansiedad o cualquier emoción o síntoma es dejar de resistirte a ellos. Legitimarlos. Aceptarlos y abandonarte plenamente a ellos. Dejar que se expresen. Escúchalos y respíralos. Obsérvalos como si fueras un espectador. Esto no sólo aliviará tu sufrimiento, sino que también te permitirá descifrar más fácilmente su mensaje.

Cuando te abandonas, cuando te rindes porque ya no puedes más, porque estás agotado o porque caes enfermo —y te permites estarlo y descansar— aparece en ti una sensación de paz y de quietud equiparable al bienestar.

El sufrimiento desaparece al abandonar la lucha.

Hasta que no te permitas sentir en tu cuerpo lo que llevas tanto tiempo conteniendo no serás libre. Serás prisionero de tus miedos. Huirás de aquí para allá sin éxito, porque lo que te asusta no está fuera de ti, sino en ti. Cuando comprendes esto, tu mente hace un «clic». Dejas de huir de ti mismo. Y te sientes en casa, estés donde estés.

Y un día te das cuenta de que llevas toda tu vida
en un estado de contención:
conteniendo la respiración,
conteniendo las emociones,
conteniendo la ansiedad...
Y entonces comprendes que cuando relajas tu cuerpo
y te permites respirar
y sentir,
experimentas una sensación de paz
y de quietud interior.
Y todo tu cuerpo descansa.

Te das cuenta de que, en realidad, lo que hacía
tanto tiempo que luchabas por contener
no duele
ni destruye
sino todo lo contrario.
Te nutre.
Y te alivia.
Y te sana.

Y te das cuenta de que ya no hace falta pelear.
Que no hace falta hacer fuerza.
Que no es necesario contener nada.

¡Y te quitas un gran peso de encima!

La próxima vez que vivas una situación amenazante o desagradable, te invito a respirarla y a centrar la atención en tu cuerpo. Observa qué se mueve en ti y deja que las sensaciones aparezcan y se muevan.

Escucha tu cuerpo y respétalo

La ansiedad, la lucha y a veces también la enfermedad aparecen cuando nos obligamos a hacer lo que en realidad no queremos hacer. El cuerpo es sabio y conoce qué camino debes seguir. En él se encuentran todas las respuestas que buscas; en la mente, raras veces. Pero para que pueda guiarte, debes saber escucharlo. Su lenguaje es simple: nos habla de una manera mucho más clara que la mente, en forma de «quiero» o «no quiero», «me gusta» o «no me gusta».

La ansiedad es una sensación corporal que puede presentarse bajo formas diversas y en diferentes partes del cuerpo, y esto puede variar entre individuos, pero también en una misma persona a lo largo de su vida. Sin embargo, en todos los casos, cuando aparece la ansiedad es porque hay algo a lo que no estamos prestando atención o porque no nos estamos respetando lo suficiente y nos obligamos a hacer algo que en realidad no deseamos hacer.

Aprender a silenciar la mente y centrar la atención en el cuerpo mediante el movimiento, el ejercicio físico u otras estrategias como el yoga, te ayudará a profundizar en su escucha. A cada persona le funcionan métodos distintos; cada uno debe encontrar el suyo: a algunos les funcionan mejor las meditaciones activas y dinámicas como correr o bailar; a otros, en cambio, las que tienen un carácter más estático, pautado o programado, como el yoga o las técnicas de relajación.

Las necesidades y deseos difieren interindividualmente, pero también en una misma persona a lo largo del tiempo. Vale la pena que seas consciente de ello y que respetes tus necesidades en cada momento, que no tienen por qué ser las que tenías ayer ni tampoco las que tienen los demás. A algunas personas les puede aportar bienestar alcanzar una cima o escalar una montaña; a otras, en cambio, eso les puede generar ansiedad, y se sentirán más cómodas realizando otro tipo de actividad como un tranquilo paseo por el bosque.

En algunas ocasiones, el cuerpo te exigirá descanso, y en otras, actividad; a veces tendrás ganas de estar solo en casa y otras te apetecerá reunirte con tus amigos. Hay momentos para la introspección y otros para relacionarte y compartir; momentos de apertura y momentos de cierre. Ocasiones para actuar y otras para descansar. Para dar y para recibir. Situaciones para el descanso y situaciones para el movimiento. Momentos para realizar y momentos para ser. De luces y de sombras. Respeta todo esto también. La naturaleza es cíclica y se mueve en fases de expansión y fases de contracción, y a nosotros nos ocurre lo mismo. Es importante que aprendamos a respetar nuestros ciclos y que no nos obliguemos a hacer lo que no queremos ni tenemos necesidad de hacer.

> El placer te llegará dando al cuerpo
> lo que necesita en cada momento dado.
>
> GLÒRIA GARCIA

Sea como fuere, escuchar a tu cuerpo y aprender a respetarlo es la única forma de vivir una vida genuina, plena y libre de ansiedad. Y esto lo conseguirás con la práctica.

Te invito ahora a centrar la atención en tu cuerpo. ¿Está relajado o detectas zonas que están en tensión? ¿Cómo están los hombros? ¿Y los brazos? ¿Y la zona cervical? ¿Y el abdomen?

Repite este ejercicio de centrar la atención en tu cuerpo en distintos momentos del día para ver si estás haciendo una fuerza excesiva con alguna parte. Si ése es tu caso, intenta relajarla. Es probable que inicialmente te sientas desprotegido y vulnerable: es normal. Son patrones corporales que asociamos a la seguridad. Siempre puedes volver a la posición defensiva. Lo importante es que seas consciente de ello. Altérnalas y comprueba cómo te sientes. Si aparece mareo o la sensación de vulnerabilidad es muy intensa, recupera la postura de partida. Respeta tus ritmos de modo que la transición del estado de fuerza o de contención al de relajación sea progresiva.

Exprésate

Una emoción es energía que nos moviliza para la acción. Al contener esta energía, porque la negamos o la reprimimos, se producen una serie de consecuencias en el organismo, desde contracturas, dolores musculares diversos y ansiedad hasta otros problemas de mayor índole.

No se trata de racionalizar las emociones sino de liberarlas mediante su expresión. Éste es un paso esencial hacia la sanación que evitará que somaticemos esta energía retenida a través de la enfermedad.

Expresar las emociones no significa que debamos dar un puñetazo al jefe que nos pone palos en las ruedas ni tampoco que debamos fustigarnos por haber actuado mal o por no haber estado a la altura de nuestras expectativas. Expresar las emociones de forma sana supone liberarlas en un entorno seguro que no ponga en riesgo nuestra integridad ni la de los demás.

En el caso, por ejemplo, de la rabia que te genera el contacto con una persona que te hace la pascua, no se trata de que reprimas ni de que niegues lo que esta situación te genera ni tampoco de que contengas la rabia. En todos estos casos, el perjudicado acabarás siendo tú. La rabia tiene una función: puede estar protegiéndote de una agresión, te habla de injusticias, de límites sobrepasados o de derechos vulnerados. En definitiva, te está diciendo: «¡Eso no!». Puedes expresar toda esta rabia en un espacio en el que te sientas seguro con palabras, gritando dentro del coche a pleno pulmón, haciendo fuerza contra una pared, saliendo a correr o dando puñetazos a una almohada. Todas estas estrategias te servirán para que esa energía no se vuelva contra ti mientras buscas una solución a más largo plazo.

No existe una única manera de liberar las emociones. Cada uno debe encontrar su forma particular de hacerlo y la que mejor le funciona en cada ocasión. Y esto pasa por escuchar al cuerpo y darle lo que pide para estar bien. Recuerda que controlar y reprimir las emociones nunca es una buena opción.

Pinta
Llora
Grita
Ríe
Baila
Canta
Corre
Cocina
Fotografía
Estudia
Escribe
Respira

Exprésate

Sea cual sea tu emoción, sea cual sea tu sentimiento: exprésalo.

Manifestar las emociones te ayudará a disolver contracturas y bloqueos en determinadas partes del cuerpo. Por ejemplo: liberar la tristeza mediante el llanto es una manera muy efectiva de deshacer el nudo en la garganta que a menudo aparece cuando intentamos contenerla.

Cuando aprendemos a relacionarnos de manera amorosa con las emociones, ¡nuestra vida da un giro de 180 grados! Dejemos de vivir en un estado de alerta continuo por miedo a que aparezcan, porque ya no nos asustan. Sabemos que simplemente son sensaciones corporales que nos protegen y nos recuerdan que estamos vivos.

La vida es movimiento y las emociones son tan sólo eso: movimientos internos que tratan de expresarse.

Manifestar las emociones no debe ser incómodo; quizá te lo resulte un poco al principio por la falta de práctica y porque se trata de una situación nueva. Cuando encuentres la forma de expresarlas que a ti te funciona, te sentirás aliviado y, a la larga, mucho más lleno de energía, que podrás invertir en tu día a día y en algo mucho más productivo que contener las emociones.

Cinco formas sanas de liberar las emociones

A continuación te propongo algunas formas para hacerlo.

Baila

Bailar es una forma estupenda de trabajar emocionalmente. Aunque le hemos dedicado un apartado en el capítulo sobre las estrategias basadas en el movimiento, porque se trata de una actividad o ejercicio físico, no quería olvidarme de ella aquí.

Un cuerpo estático es una mente estática. Si no se expresan, si no las movemos, las emociones se enquistan. Lo mismo ocurre con la ansiedad. A veces basta con un cambio de posición para aliviarla.

Respira. Relaja la mandíbula y pon el cuerpo en movimiento. Puedes hacerlo con o sin música. Inicia la danza de pie o bien en el suelo. Tumbado o en cuclillas. Tú eliges. Es tu momento. Es tu danza. Sé honesto; no debes demostrar nada a nadie. No fuerces. Deja fluir tu necesidad, que surge de lo que el cuerpo te pide aquí y ahora, y respétala. Si dispones de un poco de tiempo para ti, sin interrupciones, mejor. Pero no es imprescindible. A veces tenemos la urgencia de liberar la ansiedad o las emociones y no estamos en casa ni en un lugar donde nadie nos vea; sin embargo, mover el cuerpo es de gran ayuda para liberar lo que sientes, darle forma y acompañar la sensación que experimentas en el cuerpo. Puedes moverte en un baño, en el metro, en un parque, incluso sin levantarte de la silla de la oficina.

Te invito a probarlo. A observarte antes y después del movimiento. ¿Cómo son tus sensaciones? Anota cómo te sientes en tu diario.

Libera la voz

La voz está estrechamente vinculada a los sentimientos y a las emociones. Las tensiones del cuello, así como la represión de sentimientos como el miedo o la ira producen obstrucciones en la respiración que se traducen en alteraciones de la voz.

¿Te has fijado en cómo es tu voz cuando estás triste, nervioso o angustiado? Es probable que la notes ronca o rota.

Presta atención a cómo es tu voz en distintos momentos del día. ¿Está relajada o hay síntomas de tensión?

El bloqueo o represión de cualquier sentimiento o emoción afecta a su expresión oral. Cuando reprimimos el grito o la voz es probable que experimentemos una sensación de ahogo en la zona del cuello y, como consecuencia, aparece la ansiedad. Las tensiones que dificultan la respiración en cualquiera de las dos zonas donde el cuerpo se constriñe (cuello y cintura) afectan a la calidad de la voz: cuando el diafragma se altera por una situación de ansiedad, la voz se vuelve temblorosa.

Por el contrario, gritar produce un efecto catártico en la persona. Liberar la voz alivia la rigidez muscular crónica en todo el cuerpo y nos permite atenuar la tensión relacionada con el miedo, la ira o la frustración. Dejar salir la voz supone movilizar emociones reprimidas y expresarlas a través del sonido.

Así pues, teniendo en cuenta que el cuello es una zona donde suele acumularse mucha ansiedad, liberar la voz te ayudará a paliarla. Te invito a hacer la prueba: relaja la mandíbula e inspira profundamente. Al espirar, mientras dejas salir el aire, pronuncia el sonido de la letra «a». Nota cómo la vibración se extiende desde la boca hasta la tráquea, moviendo las cuerdas vocales y la faringe. Alarga las espiraciones todo lo que puedas hasta que sientas que no te queda ni una brizna de aire. A continuación, inspira profundamente y repite el proceso entre tres y cinco veces. Puedes jugar con la apertura de la boca, abriéndola y cerrándola mientras dura la espiración. Pruébalo también con el sonido «om». ¿Cómo te sientes una vez finalizada esta práctica?

Otra manera de liberar la voz es acompañar el sonido a través del movimiento. Con o sin música, mueve el cuerpo libremente y, mientras lo haces, deja que también se exprese la voz. Tómate tu tiempo. Si no lo consigues, no lo fuerces.

También puedes poner música en casa o en el coche y gritar con todas tus fuerzas. Anota cómo te has sentido.

Haz fuerza

La ira es una de las emociones que suele estar más asociada a connotaciones negativas y, en consecuencia, una de las más negadas y reprimidas. Es también la emoción que moviliza más energía hacia el exterior. Contenerla supone ejercer una fuerza proporcional a la que ésta misma genera, pero en este caso hacia el interior, hacia nosotros mismos. Y esto, con el tiempo, puede resultar realmente agotador y afectar profundamente a tu calidad de vida.

Está claro que no siempre podemos expresar la ira en el momento en que aparece: no se trata de propinarnos un puñetazo en la cabeza o al compañero que nos ataca en una reunión. Es legítimo que estés enojado y que te defiendas, pero supongo que estarás de acuerdo conmigo en que ése no es el mejor momento ni la mejor manera de dejar salir la rabia, ya que las consecuencias podrían volverse en tu contra. Pero sí puedes utilizar algunas estrategias para aliviarla y evitar la retención de esa energía, de ese fuego en tu interior. Se trata de encontrar la forma de hacer fuerza: puedes utilizar cualquier superficie, el suelo o una pared, para ejercerla a través de las extremidades superiores o inferiores. Puedes presionar o tirar con fuerza de algún objeto elástico, o darle a una almohada o a la cama. También puedes bailarla y observar cómo son tus movimientos, o dejar que se exprese la voz.

Evidentemente, si puedes encontrar un sitio donde estés tranquilo y expresar esa rabia en la intimidad, mejor. Si no es así, y a la espera de poder hacerlo con calma cuando puedas, busca la forma de llevarlo a cabo *in situ*; hacer fuerza con las manos o con los pies, en el suelo, en una mesa o en una silla puede ayudarte.

La práctica de ejercicio físico, tanto aeróbico como anaeróbico, también facilitará que puedas liberar toda esa fuerza. Una vez que lo hayas hecho, te será más fácil pensar con claridad y emprender las acciones oportunas para poner límites, para protegerte de una agresión o para evitar que se vuelva a repetir.

Escribe

Escribe a vuela pluma. ¡Tal como te salga y sin pensar demasiado! Expresar lo que sientes a través de la palabra puede convertirse en un proceso muy terapéutico, revelador y sanador.

Cuando escribimos, ayudamos al inconsciente a manifestarse. Mediante la palabra es fácil que afloren emociones que permanecían ocultas o procesos subconscientes. Te puede ayudar a comprenderte mejor, a aclarar tus pensamientos, a arrojar luz sobre tus sombras. Es también un medio para la expresión con el que la ansiedad puede hallar un gran alivio.

Únicamente necesitas bolígrafo y papel. O un ordenador y un teclado.

No hay normas, aunque te recomiendo que no le des muchas vueltas a la cabeza y simplemente te dejes llevar por esa danza en forma de escritura. Puedes dirigirte a ti mismo, a tus padres, a tus jefes, a un amigo, a tu pareja... No se trata de conseguir un escrito literario o periodístico. Nadie tiene que verlo. O sí, si así lo decides. Escribir puede ser también una forma de comunicarte con otra persona, de decirle lo que te cuesta expresar cuando estáis cara a cara. También puede ser útil para conversar contigo mismo, con tu niño interior, que necesita ser atendido. Todo depende de tu necesidad en ese momento.

Por otra parte, escribir conscientemente lo que nos preocupa o elaborar una lista de todas las cosas pendientes es un recurso muy útil para liberar espacio en nuestra mente, ocupada por tantos y tantos pensamientos, a la espera de que podamos recuperarlos para gestionarlos cuando sea el momento. En este sentido, se trata de un mecanismo antiestrés muy efectivo que también puedes utilizar.

La escritura es una herramienta que siempre tienes a tu disposición.

Pinta

El arte, a través de cualquiera de sus formas, es un medio de expresión. Es una forma de liberar emociones, sentimientos, pensamientos o sensaciones de una manera genuina y segura.

Pintar calma la mente. Nos ayuda a serenarnos y a centrar la atención en el aquí y ahora. En los niños es una práctica habitual que les permite relajarse, gestionar la ansiedad y el estrés y expresar su mundo interior. No en vano la educación plástica forma parte del currículum escolar. A medida que nos hacemos mayores, tendemos a abandonar los lápices de colores o las acuarelas y a cambiarlos por otras actividades, a menudo mucho menos provechosas y, con ello, nos olvidamos de una parte de nosotros que anhela ser expresada.

Para dibujar no hace falta que seas un gran artista. Te basta, como en el caso anterior, con un papel y un lápiz. O con varios colores, si lo prefieres. No necesitas dominar la técnica para que se convierta en una actividad ansiolítica, reveladora o terapéutica.

El arteterapia utiliza estas herramientas y otras basadas en el cuerpo, como el teatro o la danza-movimiento, como medio para la sanación pero también como técnica de crecimiento personal, de autoconocimiento y de expresión emocional.

Dibuja. Colorea. Sin juicios. Sin pensar. Da vía libre a la creatividad. No hay una forma correcta y otra incorrecta de hacerlo. Deja que las manos o cualquier parte de tu cuerpo vayan desarrollando tu obra. Observa cómo se mueven las sensaciones corporales y qué pensamientos aparecen durante el proceso. Sin intervenir. Sin modificarlos. Nota, también, cómo te sientes al finalizar. ¿Cómo es ahora tu ansiedad? ¿Cómo era antes de empezar? Contempla tu obra, parcial o totalmente acabada. ¿Qué te sugiere? ¿Qué aparece en ti en relación con ella? Anótalo en tu cuaderno.

Sé honesto; no conseguirás nada engañándote a ti mismo.

> Que la sinceridad y la honestidad
> sean tus principios orientadores.
>
> CONFUCIO

Si la hoja en blanco te asusta, puedes empezar descargándote alguno de los cientos o de miles de mandalas que encontrarás en internet y colorearlos a tu manera, única y particular.

Cultiva una buena red social

Somos seres sociales. Necesitamos el contacto con las personas para sentirnos bien. De hecho, nuestra existencia como especie no puede concebirse si no es en relación con los demás. Durante la mayor parte de nuestro tiempo, las estrategias de cooperación y generosidad nos permitieron sobrevivir.

Las investigaciones ponen de manifiesto que el distanciamiento social incrementa los niveles de ansiedad y empeora el funcionamiento del sistema inmunitario, lo que nos hace más vulnerables a las infecciones y a las enfermedades. De hecho, el dolor físico y el social están íntimamente conectados, porque participan circuitos neuronales comunes.

Se ha comprobado que las experiencias compartidas intensifican el placer y disminuyen el sufrimiento. En este sentido, es importante que nos relacionemos con personas que nos nutran, que nos sumen, que aporten un valor añadido a nuestra vida, que nos inspiren y que sean capaces de acompañarnos en los momentos difíciles, pero también en los buenos. Seres en los que podamos confiar y con los que compartamos un mismo sistema de valores y creencias, y que nos ayuden a crecer como individuos. En definitiva, personas que eleven nuestra vibración.

Y tan importante como eso —¡e incluso más!— es que te alejes de personas tóxicas que hacen disminuir tu energía al entrar en contacto con ellas, o que voluntariamente, por los motivos que sean, quieren perjudicarte. Cuanto más avances en la escucha de tu cuerpo, más capaz serás de distinguir a los individuos que te convienen de los que no, y eso facilitará que te alejes de ellos cuando sea necesario.

8

Cuida tus pensamientos

Si después de poner en práctica las medidas anteriores sigues padeciendo ansiedad, lo más probable es que el origen de ésta y del sufrimiento se encuentre en tus pensamientos y, por lo tanto, en lo que te dices sobre la experiencia. En este sentido, reducir la ansiedad pasa por silenciar lo que te dices —o, al menos, por bajar su volumen— y aprender a modificarlo cuando no te resulte favorable.

Las estrategias centradas en los pensamientos complementan las medidas anteriores, basadas en el cuerpo y en la expresión emocional. De hecho, si en tu día a día has introducido algunos de los cambios ya mencionados, es probable que ya hayas empezado a notar cómo tu ansiedad disminuye y tus pensamientos cambian, puesto que la relación entre el cuerpo y las emociones y la mente es bidireccional.

Como ya sabes, pensar de una o de otra manera es un hábito que se adquiere con los años y que depende enormemente del contexto en el que te has criado. Modificar hábitos erróneos en este sentido pasa en primer lugar por ser consciente de los patrones que te perjudican y, en segundo lugar, por transformarlos en el día a día y sustituirlos por otros más funcionales. Se necesita práctica para desaprender lo que ya no nos resulta útil y no nos beneficia. No obstante, mediante la repetición conseguiremos cambiar los pensamientos contraproducentes y estableceremos nuevas conexiones y rutas neuronales que, con el tiempo, acabarán convirtiéndose en nuevos patrones que llevaremos a cabo naturalmente.

En este apartado encontrarás una serie de recomendaciones que te ayudarán a conseguir que los pensamientos que juegan en tu contra dejen de dar la lata y se conviertan en aliados en tu camino.

Identifica los patrones cognitivos que no te resultan favorables

Tan importante como ser conscientes de las sensaciones corporales es prestar atención a los pensamientos, con la voluntad de identificar las creencias que nos perjudican y que alimentan la ansiedad.

En la primera parte del libro has conocido los errores cognitivos y las creencias contraproducentes más habituales. Cuestionarlas y comprender el porqué de estos pensamientos te ayudará a distinguir aquellos que ya no son válidos, porque no te favorecen o porque ni siquiera forman parte de tu sistema de creencias, en tanto que se trata de valores heredados de otro, o porque te sirvieron en un determinado momento pero ahora ya no.

Si no lo has hecho todavía, te invito a recuperar los ejercicios propuestos en el apartado «Las creencias contraproducentes». Simplemente observa cómo piensas, qué te dices y cuándo aparecen este tipo de pensamientos.

Piensa en positivo

Una vez identificados y descartados aquellos pensamientos que ya no te sirven, deberás entrenar tu mente para pensar en positivo. Esto no significa que debas vivir en un estado de alegría permanente en el que todo es de color rosa, porque la realidad no siempre es ésta. De lo que sí se trata es de evitar que nuestra mente se pierda en divagaciones catastrofistas y negativistas que no son reales, que no nos ayudan en absoluto a vivir de forma relajada y que, además, nos roban mucha energía.

Como sabes, el cerebro no es una estructura estática, sino todo lo contrario. Está en continua creación y se transforma a partir de los estímulos que recibe. Esto significa que cuanto más pienses de una determinada forma, más fácil te será hacerlo así en un futuro. De esta manera, como ocurre cuando aprendes a conducir o a montar en bicicleta, los pensamientos negativos que hasta ahora aparecían de forma automática serán sustituidos por otros más positivos y favorables para tu vida.

Y es que lo que no se utiliza se atrofia. ¡Esta premisa es válida para cualquier parte del cuerpo! Los músculos son el ejemplo más visible de esto (si te han enyesado una pierna o un brazo en alguna ocasión, ¡sabrás de qué hablo!). Las partes del cerebro y, por lo tanto, las rutas neuronales que no utilizamos también acaban desapareciendo cuando dejan de ser funcionales. Al cuerpo no le sale a cuenta invertir energía en lo que no usa, por lo que no tiene sentido mantener unas sinapsis que ya no se están empleando. Así, mientras antiguos patrones se van borrando por la falta de uso, los nuevos, basados en pensamientos que hemos escogido y que nos favorecen, se fortalecen y refuerzan.

La clave para conseguir transformar tu forma de pensar no es otra que la repetición.

La repetición es la forma de modificar un hábito.

Por lo tanto: práctica, práctica y más práctica. Si quieres pensar de una forma diferente, debes entrenar tu mente para que así lo haga. Y eso puedes conseguirlo cambiando los pensamientos, pero también, como ya hemos visto, a través del cuerpo. Modificando la postura y, sobre todo, la manera de movernos se producen mutaciones en el cerebro que también repercuten en la forma de pensar. Una cosa no quita la otra. Se trata de estrategias complementarias que puedes utilizar de manera simultánea, porque se potencian y refuerzan mutuamente.

Líbrate del peso de los «debería»

Los pensamientos del tipo «debería» son una de las distorsiones cognitivas más frecuentes y pueden llegar a condicionar enormemente nuestra vida. Son fáciles de identificar con la práctica, aunque muchas veces los hemos internalizado tanto que nos cuesta ser conscientes de ellos.

Se trata de esa vocecita interior que te dice que lo que haces, eres, piensas, sientes o expresas no es correcto o no es suficiente; que deberías —o no deberías— hacer esto o lo otro, que deberías sentir tal o cual cosa; que si hicieras esto o aquello las cosas funcionarían mejor, etcétera.

Es la voz de la autoexigencia, que intenta satisfacer las propias expectativas o las de los demás, aunque, como ya hemos visto, éstas no siempre se corresponden con nuestros deseos reales, sino más bien con la imagen que los demás esperan —o que pensamos que esperan— de nosotros, para no decepcionarles o no decepcionarnos a nosotros mismos.

Pero ¿qué pasaría si te dijera que no debes cambiar nada, que no tienes que llegar a ninguna parte, que eres perfecto tal y como eres? Que ya eres tu mejor versión de ti. Porque es ésta la que te ha permitido llegar hasta aquí, estar donde estás ahora, a pesar de tus circunstancias y también gracias a ellas. Qué alivio, ¿verdad?

Cuando legitimas lo que es y permites que sea, aparece una sensación de quietud interior. Dejas de luchar en contra de tus pensamientos, emociones y sentimientos... Te limitas simplemente a observarlos y a dejarlos estar, sin pretender cambiar nada... Comprendiendo que si están ahí será por alguna razón y porque cumplen su función. Cuando ya no sean útiles, desaparecerán o se transformarán.

Si quieres profundizar en el origen de los «debería» y en el cometido que desempeñan, te recomiendo, si todavía no lo has hecho, que realices el ejercicio de la flecha descendente, descrito en el apartado «Las creencias contraproducentes».

Vive en el presente

> El secreto del bienestar no es llorar por el pasado, preocuparse por el futuro o anticipar problemas, sino vivir sabiamente en el momento presente.
>
> BUDA

Esto significa que no te anticipes a lo que todavía no ha llegado, y también que dejes de vivir anclado en el pasado. El presente es lo único que existe.

Los pensamientos son los principales responsables de que vivamos alienados, desconectados de la vida, y de que deambulemos por el mundo como si fuéramos zombies. Y es que un 80 por ciento del tiempo que estamos despiertos lo pasamos pensando en cosas que no tienen nada que ver con lo que estamos haciendo. Otro dato interesante es que la mayoría de estos pensamientos tienen un carácter recurrente, es decir, no son nuevos y aparecen repetidamente una y otra vez. Por eso se les llama pensamientos rumiantes o circulares, porque dan vueltas dentro de la cabeza y es difícil detenerlos.

En psicología, la rumiación es el fenómeno que aparece cuando el centro de atención de la mente se queda «enganchado» en una situación preocupante, ya sea real (como una discusión con un amigo, con los padres o con los jefes) o imaginaria (como las hipotéticas y futuras consecuencias de una pandemia, de una enfermedad). En estos casos, la persona que la padece suele tener la sensación de estar atrapada o de que no podrá superarlo, lo que provoca mucho estrés y malestar. Y, además, consume mucha energía.

> A veces, lo que nos limita y nos paraliza es pensar que no saldremos adelante, que no podremos con una determinada situación. Tenemos la sensación de estar atrapados y de no tener alternativas. De estar condenados y de que no hay nada que podamos hacer. Pero siempre podemos hacer algo. Siempre hay algo que podemos elegir: vivirlo y respirar la sensación aquí y ahora, o luchar contra ella. Y eso nos hace libres. Puedes engullir todos los libros de autoayuda que quieras, encerrarte en un monasterio o recurrir a guías espirituales, pero hasta que no te permitas sentir la sensación en tu cuerpo y dejes de luchar contra ella, será muy difícil que consigas conectar con tu calma interior.

Los pensamientos se alimentan del pasado y se proyectan hacia el futuro. El cuerpo sólo habita en el ahora. Entrenar la capacidad de vivir en el presente es una forma de estar más conectado a la vida, lo que hace que ésta sea más ligera y agradable y menos problemática.

> Siente la vida dentro de tu cuerpo.
> Esto te arraiga en el ahora.
>
> EKHART TOLLE

Observa los pensamientos. Agradéceles sus buenas intenciones y deja que pasen. No te aferres a ellos. No los alimentes. No te los creas como si fueran una verdad absoluta. Centra tu atención en el momento presente: en las sensaciones corporales, en la respiración y en la experiencia sensorial. Observa a tu alrededor. Huele. Escucha. Nota la temperatura del aire y los objetos con los que estás en contacto con tu piel. Esta práctica sencilla te ayudará a romper la tendencia que tiene la mente de viajar al pasado o al futuro, y te llevará de vuelta al aquí y ahora.

Así pues, si quieres entrenarte para vivir en el ahora y evitar que la mente se pierda en pensamientos rumiantes, debes aprender a centrar la atención en el momento presente.

Relativiza

> La vida es en realidad una bella danza
> de ir y venir,
> acá y allá,
> vivir y crecer,
> sembrar y cosechar,
> ser y saber.
>
> ALAIN ALLARD

Considera la ansiedad como algo pasajero. Obsérvala, escucha qué mensaje tiene para ti, pero no la alimentes con pensamientos que no te conducen a ninguna parte. No te quedes enganchado en la sensación. Y confía en que todo esto pasará. Como las mareas o las olas que desembocan en la arena, que vienen y van.

Todo esto pasará.

Observa los pensamientos que generan malestar y deja que pasen. Imagínatelos como nubes que se desplazan por el cielo, que cambian en función de las circunstancias y de las condiciones, como pueden ser las hormonas o los alimentos.

No te creas todo lo que piensas.

Los pensamientos no son verdades absolutas. Relativízalos. Si no te ayudan, descártalos. No te aferres a ellos; evita quedarte enganchado en ellos. Si no te resultan útiles, no los alimentes. Descártalos y no les prestes la atención. Vuelve al cuerpo. Y cambia de perspectiva.

No alimentes los pensamientos que no te resultan útiles.

Verlo así te aportará calma y te ayudará a no añadir sufrimiento a la experiencia.

Despreocúpate

«Pre-ocuparse» es ocuparse antes de tiempo. Ciertamente, a veces es inevitable preocuparse si estamos pendientes de los resultados de un análisis, si un familiar está enfermo, si debemos someternos a una intervención o si nos hemos peleado con una persona querida o tenemos un examen importante. Pero si vemos que nuestro pensamiento se queda atascado imaginando futuras catástrofes o recordando problemas pasados, es el momento de decir basta a este hábito y de detener el círculo vicioso. Se trata de decirle a tu mente: «Para, porque así no me estás ayudando», y de recordarte que no conseguirás nada preocupándote más de la cuenta. Tan sólo añadirás estrés a tu vida.

Por lo tanto, despreocúpate de lo que no puedes controlar, de lo que no está en tus manos, de lo que no depende de ti.

Despreocúpate de lo que no está en tus manos. Descansa y deja que la vida se ocupe de los problemas que no puedes resolver.

Un claro ejemplo de esto lo encontramos en las mujeres que tratan de quedarse embarazadas y no lo consiguen durante meses; cuando ya piensan que no hay nada que hacer y dejan de lado el tema o se olvidan de él, se quedan encintas al poco tiempo. Se trata de una situación bastante común y muy ilustrativa de que lo único que consigue una excesiva preocupación es añadir estrés e interferir negativamente en los resultados.

Amplía el punto de mira o cámbialo

Donde centras tu atención
está tu energía.

Amplifica tu campo de visión

Cuando una situación te genera malestar, es lógico que aparezcan emociones como el miedo, la rabia o la tristeza y que acudan a tu mente pensamientos que no son agradables. Pero si te quedas enganchado a estos pensamientos y a las sensaciones corporales generadas por una determinada circunstancia, te perderás una parte importante de la realidad.

Si algo te preocupa, date un tiempo prudencial para reflexionar sobre ello y para entender lo que te está diciendo esa situación. Pero si sientes que el problema acapara toda tu atención, que te has quedado atascado y que pese a darle vueltas y más vueltas no eres capaz de llegar a una solución, entonces, probablemente, hay que cambiar el punto de mira o ampliarlo. De lo que se trata es, en definitiva, de pasar de un pensamiento convergente y focalizado a uno divergente que te permita abrir la perspectiva y buscar caminos que vayan en otras direcciones.

Cuando nos quedamos anclados en una parte segmentada y parcial de la realidad nos pasan desapercibidos aspectos que pueden enriquecer la experiencia, aportar nuevas soluciones a un conflicto o incluso percibir oportunidades donde inicialmente sólo veíamos problemas.

Focalízate en las soluciones, no en el problema.

Hay un término que me gusta mucho: *resiliencia*. Se trata de un concepto empleado originariamente en el ámbito de la ecología que designa la capacidad de las comunidades o de los ecosistemas para recuperar el equilibrio tras una perturbación. En psicología indica algo similar, pero a nivel individual, y se refiere a la capacidad que tienen las personas de adaptarse y sobreponerse a la adversidad. No se trata de conformarse ni tampoco de resignarse, sino de adaptarse y aprender. De pensar de otra manera. De cambiar el punto de mira. De ver una oportunidad donde inicialmente sólo veíamos un problema. Y ésta es una habilidad que también se puede entrenar.

La resiliencia puede entrenarse.

Desgraciadamente, no hay otra forma de hacerlo que enfrentándonos a situaciones que consideramos desagradables. ¡No hace falta que vayas a buscarlas! Hemos evolucionado para ir en busca del placer y alejarnos del peligro. Cuando aparezcan, aprovecha simplemente la ocasión para aprender de la experiencia, crecer como persona y salir fortalecido de ella.

(Dis)tráete

> Si te obsesionas con el síntoma,
> lo único que conseguirás es empeorarlo.
>
> GLÒRIA GARCÍA

Tan importante como ampliar el campo de visión en determinadas situaciones es ser capaces de distraer a la mente cuando notamos que se queda clavada en pensamientos recurrentes y obsesivos. A veces, mirar hacia dentro es necesario y beneficioso; otras, en cambio, puede resultar contraproducente, sobre todo si nos quedamos atascados en pensamientos rumiantes que no nos llevan a ninguna parte y lo único que consiguen es agravar la ansiedad. En estos casos, podemos dirigir nuestra atención hacia fuera, hacia el mundo exterior: hacia los ruidos, el paisaje, los olores, etcétera.

Obsesionarnos con la ansiedad o con cualquier otro síntoma, pensamiento o sensación molesta o desagradable no conseguirá más que empeorar el cuadro. A veces es necesario distraer nuestra atención de lo que nos preocupa. De la ansiedad. Del síntoma que se manifiesta en el cuerpo. A veces, ésa es la mejor manera de que cambie de estado o desaparezca.

Imagina que dispones de un interruptor interno con el que puedes controlar hacia dónde diriges la atención: si hacia dentro o hacia fuera.

Distraer la mente consiste sencillamente en cambiar el punto de mira, centrándote en otra cosa y sacándola de donde está atascada. De hecho, como ya hemos visto, centrar la atención en el cuerpo es una estrategia para distraer a la mente de la rumiación. Pero hay otras formas de conseguirlo, como por ejemplo:

- Moverse.
- Practicar deporte.
- Bailar, menear el cuerpo. ¡Imagina que al hacerlo eliminas los pensamientos tóxicos!
- Contemplar la naturaleza.
- Acariciar u observar un animal.
- Ver una película.
- Quedar con amigos.
- Estudiar.
- Salir a pasear.
- Pintar.
- Colorear un mandala.
- Leer un libro que te atrape.

En general, las técnicas corporales y la práctica de ejercicio físico suelen ser muy efectivas en este sentido. Pero cada persona es única y tan sólo tú puedes saber qué es lo que mejor te funciona.

Céntrate en lo que depende de ti

> No siempre podemos elegir la música que la vida nos toca, pero podemos decidir cómo bailarla.
>
> ANÓNIMO

Focalízate en lo que está en tus manos y en lo que puedes intervenir. No podemos hacer nada para cambiar nuestros genes ni nuestra historia pasada, y tampoco tenemos la capacidad de modificar lo que piensan o hacen los demás, ni muchas de las circunstancias que acontecen en el momento presente. Indirectamente, a través de nuestras acciones, podemos modificar la economía, la política o el medio ambiente, pero nuestro poder, si bien importante y esencial, es también limitado. En cambio, hay aspectos de nuestra vida sobre los que sí podemos incidir directamente: podemos decidir lo que comemos, nuestra postura, qué ropa llevamos puesta, cómo invertimos el tiempo, si hacemos o no ejercicio físico, las personas con las que nos relacionamos, lo que pensamos y la actitud que adoptamos en relación con lo que nos pasa, por citar algunos ejemplos.

Si nos centramos en lo que no podemos controlar, perderemos energía inútilmente y, como consecuencia, nos agotaremos. Por eso, ante una situación dada, te invito a hacerte la siguiente pregunta: ¿qué puedo hacer yo aquí y ahora?

Te puede ser útil clasificar en una columna las cosas que puedes hacer y que están en tus manos y, en otra, las que no dependen de ti.

Lo que depende de mí	Lo que no depende de mí

Valora lo que puedes hacer que esté en tus manos. Cuál es la parte de la situación que depende de ti y cuál no. Y céntrate en la primera. Amplía el campo de visión, ve paso a paso y focalízate en lo que puedes hacer para ayudarte a transitar por la situación de la mejor manera posible.

Regresa a ti

Cuando sientas que te pierdes en las circunstancias, que los estímulos procedentes del ambiente te superan, que estás desbordado; cuando notes que pierdes el control de tu vida o que los demás la dirigen, recuerda esto: vuelve a ti. Detente. Respira profundamente y ve hacia tu interior, donde reside la quietud y la calma.

Cambia de perspectiva, del exterior al interior. Sé como los árboles a los que el viento agita sus ramas y sus hojas, aunque no por eso se desprenden del suelo. Se mantienen firmes y arraigados. También puede ayudarte a comprender este concepto la imagen de la ropa en una centrífuga o en una lavadora: mientras las capas exteriores se mueven rápidamente, el núcleo se mantiene prácticamente quieto.

No eres imperturbable. Nadie lo es, aunque algunos quieran aparentarlo. Es normal que en determinados momentos pierdas los estribos, que estés agitado y asustado, o que te sientas sobrepasado por algunas situaciones. Pero recuerda que en esas ocasiones siempre puedes centrar tu atención en el interior y conectarte de nuevo con la fortaleza y la paz que habitan en ti. Respira y vuelve a ese lugar, dentro de ti, donde reside la quietud y la calma.

Abandona la necesidad de control

> La vida es un juego misterioso;
> la única manera de ganar es entregarse.
>
> GABRIELLE ROTH

No todo está en tus manos. No todo depende de ti.

¿Qué sientes al leer estas palabras? Anótalo.

No puedes controlarlo todo. Lo que sientes. Lo que deseas. Lo que te ocurre. Lo que piensas. Querer controlarlo todo, durante cada minuto y cada segundo del día, es extremadamente agotador y, además, genera mucha ansiedad.

En general, menos es más. A veces, lo mejor que puedes hacer es sencillamente dejar «ser», «dejarte ser», con lo que sientes, con lo que piensas, con lo que haces. Revisa tus patrones. Si te identificas con ese hábito de querer controlarlo todo, juzgando e interviniendo continuamente en la experiencia, propia o ajena, observa qué creencias pueden estar alimentándolo y cuál es la función que desempeña en tu vida. ¿De qué te está protegiendo?

La serenidad aparece cuando somos capaces de rendirnos al momento presente, cuando aprendemos a convivir con la incertidumbre inherente a la vida y abandonamos la necesidad que tenemos de querer tenerlo todo bajo control. Se trata de aprender a sentirnos cómodos en un estado de incertidumbre, incluso de percibir la parte positiva de ésta.

Si lo supiéramos todo, no existiría la posibilidad de sorprendernos; perderíamos también la capacidad de maravillarnos y de fascinarnos ante el mundo. Lo imprevisto, aunque no siempre sea agradable, es el precio que pagamos por ser partícipes del misterio de la vida.

Cuando nos cerramos a lo imprevisto, la vida se vuelve monótona y aburrida.

Lo que mueve el ansia de conocer, explorar nuevos lugares, adquirir nuevos aprendizajes es, de hecho, el desconocimiento. Cualquier aventura parte, en gran medida, de la incertidumbre. Ése es el motor que nos impulsa a avanzar, que nos hace movernos y vibrar. De hecho, los mejores momentos de la vida llegan cuando menos te lo esperas. Si ya lo conociéramos todo, ¿qué interés tendría vivir?

> La incertidumbre es la tierra fértil para infinitas posibilidades.
>
> Debasish Mridha

> Aunque nuestro intelecto siempre quiera claridad y certeza, a nuestra naturaleza, normalmente, le parece fascinante la incertidumbre.
>
> Carl von Clausewitz

Confía, pues, en esa incerteza. Recuerda que eres vida expresándose a sí misma. Confía en ti, aunque sea solamente un poco. Confía también en tu ansiedad. Que lo hagas no significa que la amenaza que la genera sea real. De hecho, sobredimensionarla es un fenómeno característico de las personas con tendencia a la ansiedad. El peligro puede no ser real, pero la ansiedad no te engaña: siempre apunta a inquietudes que de una forma u otra son reales para ti; puede que tengan más que ver con tu pasado que con tu presente y, por la razón que sea, se manifiestan ahora ante una circunstancia concreta. Confía y aprovéchalo para conocerte un poco más y quizá también para superar miedos y patrones que ya no te resultan útiles. La confianza no puede coexistir con el miedo, porque ambos utilizan las mismas rutas neuronales para funcionar, por lo que no pueden estar activas al mismo tiempo.

> Control y relajación son dos cosas distintas. Si lo controlas, no habrá relajación y tarde o temprano tendrás prisa por terminar, porque el control supone esfuerzo. Y todo esfuerzo crea tensión, y la tensión crea una necesidad: la urgencia de aliviarte.
> [...] No hay nada que alcanzar.
>
> Osho

En cualquier caso, cambia lo que esté en tus manos y no añadas más sufrimiento a la experiencia navegando a contracorriente y luchando en contra de lo que no puedes cambiar y no depende de ti. Descansa en la sensación de rendirte a lo que es, sintiéndote abrazado por la vida, como cuando estás enfermo y te permites estarlo. Abandónate a lo que no puedes controlar y deja que la vida te sorprenda...

Aprende a decir «no»

Aprender a decir «no» es un paso fundamental para recuperar las riendas de tu vida. Muchas personas se obligan a decir «sí» cuando en realidad quieren decir lo contrario. De este modo, anteponen la voluntad de los demás a la propia. Y esto genera ansiedad y sufrimiento.

Se trata, de hecho, de un «debería» que puede proceder de creencias o distorsiones del tipo: «Debería hacer lo que los demás quieren, porque si no les haré daño o porque si no no me amarán o me darán de lado». Las personas que presentan esta dificultad cuando son adultas es porque de pequeñas probablemente aprendieron que contradecir a los demás o hacer lo que ellas querían era perjudicial, porque cuando lo hacían recibían un castigo en forma de gritos, o simplemente porque al ceder a la voluntad de terceros recibían más amor o más atención de su parte. Tal vez se les enseñó que ponerse a uno mismo por delante de los demás era egoísta, y que «hay que ser altruista y solidario, aunque esto sea perjudicial para uno mismo». Los motivos pueden ser múltiples, aunque en la mayoría de los casos el origen de estos condicionantes habrá que buscarlo en la infancia y en el contexto microsistémico, en la educación recibida, esencialmente por parte de padres o tutores, pero también en la escuela o en el macrosistema religioso.

Todo esto nos lleva a despilfarrar nuestro tiempo y nuestra energía con personas o actividades que no se enfocan hacia lo que realmente queremos. Y esto nos agota y nos angustia. El tiempo del que disponemos es limitado. Invertirlo en lo que realmente quieres es algo esencial para que disfrutes de una vida plena y satisfactoria y, al mismo tiempo, para disminuir el estrés.

Sea como fuere, para poder decir «no» es importante que antes sepas qué es lo que realmente quieres. Puede parecer algo evidente, pero se trata de una tarea que a muchos no les resulta fácil. Si no sabes lo que deseas, difícilmente podrás llevarlo a cabo, por lo que acabarás convirtiéndote en un títere que se mueve en función de los designios de otros. Contactar con tu deseo pasa por desenmascarar determinadas creencias, pero también —y sobre todo— por centrar la atención en el cuerpo. El cuerpo es claro, lo hemos repetido en muchas ocasiones; nos habla de lo que quiere y de lo que no quiere en forma de «esto sí» o «esto no», «esto me apetece» o no. Nos lo dice de un modo simple. A medida que te familiarices con la sensación, te será mucho más fácil comunicarte con ella y saber qué es lo que tú quieres y no lo que los demás desean o esperan de ti. Paralelamente a este proceso, es probable que la rabia se haga más presente, puesto que se trata de una emoción que se relaciona íntimamente con los límites y que aparece cuando éstos han sido vulnerados. Por lo tanto, conforme vayas avanzando en el camino hacia tu autodeterminación, al estar más en contacto con tu deseo, tus límites se hacen cada vez más claros y más firmes, y por eso lo más probable es que cada vez sean menos tolerantes con respecto a determinados comportamientos. La rabia no hace más que avisarte de esto; forma parte del proceso.

Mover el cuerpo libremente —si lo puedes hacer en grupo, mucho mejor— es una de las formas más eficaces para reconectar con tu deseo. Cuanto más practiques, más fácil te resultará reconocer lo que quieres y llevarlo a cabo. Es tu responsabilidad velar por ti mismo y respetarte. No hacerlo, en definitiva, termina por convertirse en una forma de autoviolación, porque acabas obligándote a hacer cosas que en el fondo no deseas hacer y eso provoca mucha ansiedad, culpa, dolor, frustración y rabia en tu contra.

**Si no te respetas a ti mismo,
difícilmente lo harán los demás.**

Hasta que no aprendas a decir «sí» cuando quieres decir «sí», y «no» cuando quieres decir «no», serás esclavo de los demás o, lo que es peor, de tus propios pensamientos. Acabarás culpando a los otros o a ti mismo de hacer lo que no quieres hacer.

Sentir que eres tú quien elige desde el «¡yo quiero!» y no desde lo que otros desean es un paso esencial en tu camino hacia una vida plena y satisfactoria. Sólo podrás ser libre cuando te permitas ser quien realmente eres, y eso pasa por saber qué es lo que quieres y avanzar en esa dirección. En eso radica tu libertad. Está claro que no siempre es fácil, pero te aseguro que merece la pena intentarlo.

Encuentra tu *ikigai*

> La felicidad es nuestra verdadera naturaleza. No tiene nada que ver con lo que tenemos, con lo que hacemos ni con lo que conseguimos. Es un estado interno que florece de forma natural cuando recuperamos el contacto con nuestra verdadera esencia.
>
> BORJA VILASECA

Al liberarte de todos los *noes* que ocupaban tu tiempo con personas y actividades que no te satisfacían, dispondrás de más espacio en tu vida para invertirlo en lo que realmente deseas, en lo que te llena, te nutre y te hace vibrar. En tus *síes*.

Para los japoneses, todo el mundo tiene su *ikigai*, es decir, su razón de vivir. Encontrarlo es, según algunos autores, uno de los secretos para una vida larga y feliz. Aprender a contactar con lo que realmente quieres, con tu deseo, desidentificándote de lo que los demás esperan de ti es el primer paso para reconocerlo.

Cuanto más conectado estés con tu cuerpo, más fácil te resultará que tu vida esté guiada por el placer y no por la evitación del dolor y, por lo tanto, por la ansiedad.

No te compares

> Ser bello significa ser tú mismo.
> No necesitas que los demás te acepten:
> lo que necesitas es aceptarte a ti mismo.
>
> THICH NHAT HANH

No pretendas ser otro. Sencillamente, porque no eres otro. Tú eres tú. Con tus experiencias, tu bagaje, con todo lo que te hace único y distinto. Con tus habilidades y limitaciones, con tus puntos fuertes y los más débiles. Esto es lo que te hace valioso y especial.

No obtendrás nada positivo comparándote con los demás, porque eso se acompaña de la autoexigencia de ser alguien que no eres. Observa a las otras personas, déjate inspirar por ellas, mírate, aprende, pero no te exijas ser alguien diferente al que eres.

Si pretendes correr como ese amigo tuyo que es más veloz o más resistente que tú, o como el profesional que dedica muchas más horas a ello, te frustrarás y te culparás por no ser lo suficientemente rápido ni lo suficientemente resistente. No disfrutarás de la experiencia y además acabarás enfadado contigo mismo, frustrado y malhumorado por no satisfacer tus expectativas. Lo mismo ocurre cuando te comparas con aquel o aquella que realiza las posturas de yoga a la perfección, con quien siempre lleva un peinado impecable o con el compañero de trabajo que consigue captar la atención de todo el auditorio con sus ponencias. Hay ejemplos de ello por todas partes.

Las comparaciones pueden estar relacionadas con motivos físicos o con rasgos del carácter o de la personalidad, pero también con situaciones, como por ejemplo exigirse sentirse igual de bien en según qué espacios o en compañía de determinadas personas. Lo que tienen en común es que detrás hay un «debería»; en este caso, la autoexigencia de ser diferente, de ser otro. Y esto genera sufrimiento y ansiedad, porque nunca podrás convertirte en alguien que no eres.

Si en vez de compararte agradeces ser cómo eres y quién eres, consciente de tus limitaciones pero también de tus fortalezas y de tus habilidades, no derrocharás la energía de que dispones empleándola en tu contra, sino que podrás invertirla en aprovechar tu potencial y convertirte en la mejor versión de ti, auténtica y genuina. Muchas cosas cambian cuando comprendes esto. Sobrepasas la culpa y la envidia para adentrarte en el terreno de la autoestima y de la autoaceptación. Dejas de luchar contra ti mismo. Respetas tus ritmos, aprovechas tus capacidades y empiezas a disfrutar del viaje y del contacto contigo mismo, pero también con los demás y de lo que os hace diferentes.

No quieras ser perfecto

> Buscar la perfección es una receta para la ansiedad.
>
> Eva Millet

No pretendas ser perfecto. El perfeccionismo es una receta para el fracaso que no hace sino añadir estrés a tu vida. Creer que debemos ser perfectos es contraproducente y nos perjudica. Te invito a revisar cuál es el origen de esta creencia (encontrarás más información al respecto en el apartado «Las creencias contraproducentes»).

Nos exigimos ser perfectos, estar siempre al cien por cien, llegar a todo y no equivocarnos nunca. Pero los fallos forman parte de la aventura y ayudan a aprender. Que adoptes unos hábitos coherentes con tus valores y creencias no quita que de vez en cuando puedas saltarte tus propias reglas. Lo importante no son las excepciones, sino la norma.

Lo que constituye el carácter es la norma, no la excepción.

Lo que consolida un hábito no son las excepciones ni las desviaciones de la norma, sino los comportamientos que adoptes regularmente en tu día a día. Lo que quiero decirte con esto es que permitirte un capricho de forma voluntaria no te convertirá en peor persona ni te alejará del camino y, en cambio, sí puede eliminar estrés en tu vida, porque te ayudará a sentir que eres tú quien decide en cada momento, que eres libre y no un prisionero de tus imposiciones.

Motivación y rendimiento

La motivación y el rendimiento siguen una relación en forma de U invertida. Al principio, a medida que se incrementa la motivación, el rendimiento y los resultados también aumentan, pero llega un momento en el que esta relación se estanca en su punto álgido. Pasado ese momento, si la motivación sigue aumentando, el rendimiento disminuye. Esto tiene una explicación muy sencilla: el estrés. El exceso de motivación por querer hacer las cosas «bien» añade estrés y empeora los resultados.

La exigencia mata el deseo.

Actuar desde la motivación y desde el amor es muy distinto que hacerlo desde la exigencia. ¡En cualquier ámbito de la vida! En el primer caso, se movilizan neuronas dopaminérgicas en el sistema límbico que producen dopamina, un neurotransmisor que nos activa y nos proporciona bienestar; en cambio, cuando la decisión es cognitiva, es el neocórtex el que impulsa la conducta. La diferencia es que por la vía dopaminérgica la sensación de esfuerzo en relación con la tarea es mucho menor y los resultados obtenidos suelen ser, en consecuencia, muy superiores.

Busca el equilibrio

> La felicidad no es una cuestión de intensidad, sino de equilibrio, ritmo y armonía.
>
> THOMAS MERTON

Es importante que seas capaz de encontrar tu equilibrio, que se sitúa entre la desmotivación, el desinterés o el aburrimiento y la ansiedad, entre la relajación y la excitación. En el punto en el que eres capaz de disfrutar de la experiencia y fluir con ella. Es lo que en términos psicológicos se llama experiencia de flujo. Si para ello es necesario que seas más tolerante con tu ideal de perfección y te permites desviarte de la norma o cometer errores de vez en cuando, ¡bienvenido sea!

Es más importante ser feliz que ser perfecto. Lo que te aportará tranquilidad y bienestar es la capacidad que tengas para vivir la experiencia de una o de otra manera. Si hay lucha y estrés, intenta rebajar los objetivos que te has marcado —o abandónalos si es necesario—; quizá lo único que te hace falta es ampliar los márgenes en los que te exiges moverte, o simplemente reducir un poco la velocidad y tomarte las cosas con más calma. Sé abierto, comprensivo y tolerante contigo mismo. Permítete salir del camino. Te ayudará a retomarlo con más ganas. Y es que más importante que hacer las cosas «bien» es que seas capaz de disfrutar de estar donde estás.

Cambiar los hábitos mantenidos durante años requiere paciencia, constancia y, sobre todo, tiempo. No pretendas incorporar todas las propuestas del libro de golpe. Hazlo de forma progresiva. Empieza por aquéllas con las que más te identifiques o más te apetezcan, y deja el resto para más adelante. Ya las irás introduciendo paulatinamente.

Relájate y disfruta del camino.

Por lo tanto, de todo lo que has leído quédate con lo que te resuene y descarta lo que sientas que añade estrés a tu vida. Si éste es el caso, significa que la información no es para ti o, simplemente, que éste no es tu momento para procesarla o asimilarla. Escucha lo que necesitas aquí y ahora, y respétate siempre.

Pide ayuda cuando sea necesario. A amigos, familiares o profesionales. No tienes por qué pasarlo solo. En buena compañía todo resulta más fácil. Aprender a aceptar las propias limitaciones y comunicar lo que necesitamos es un aprendizaje y un paso importante en el camino hacia la sanación.

Perdónate por no ser perfecto. Por tener ansiedad, por no saber más, por tener malos pensamientos... Lo estás haciendo lo mejor que puedes. Y eso es lo que cuenta. Como decía mi abuela, «quien hace lo que puede no está obligado a más». Y si no haces lo que puedes, perdónate también por eso. Está bien así.

Agradece. Date las gracias a ti mismo por toda la labor que has hecho, por todo lo que has trabajado y conseguido hasta ahora y por llegar hasta aquí. Agradécete y agradece. La gratitud es un sentimiento que se cultiva y practica, que calma la ansiedad y que hace mucho bien en nuestras vidas.

Y, finalmente, ama y, sobre todo, **ámate**. Quiérete aquí y ahora, en este preciso momento. Con tus carencias y tus virtudes. El amor hacia uno mismo y hacia los demás es un sentimiento extremadamente sanador y nutritivo que nos hace humanos. Amar nos sana. Donde hay bondad y amor, hay paz y quietud. Pero no podemos dar lo que no tenemos. Por lo tanto, para poder dar amor, primero debemos aprender a amarnos a nosotros mismos. Y es que, como dijo Oscar Wilde, «amarse a uno mismo es el comienzo de una aventura que dura toda la vida».

Estrategias para reducir y gestionar el estrés

Las condiciones de vida del mundo moderno son mayoritariamente ansiogénicas. Cuanto más desnaturalizamos el entorno y nuestras vidas, más aumentan el estrés y la ansiedad. Son algunas de las consecuencias de vivir en discordancia con nuestra biología.

Ya hemos visto al inicio del libro cómo los factores estresantes son múltiples y nos llegan por diversas vías. Te invito a hacer el siguiente ejercicio para identificar los que están más presentes en tu vida. Clasifícalos del 0 al 10 en función de su presencia (siendo 10 muy presentes y 0 nada presentes). A continuación, escribe en qué grado puedes reducirlos hasta eliminarlos (0) o mitigarlos (puntúa con un 10 cuando consideres que son imposibles de eliminar). Finalmente, piensa en cómo puedes hacerlo para lograrlo o protegerte en caso de que no puedas evitarlos.

Factor estresante	Grado en el que está presente (valora del 1 al 10)	¿En qué grado puedo reducir su presencia? (Valora del 0-10)	Estrategias para reducirlo o protegerte de éste

A la hora de valorar los factores estresantes, ten en cuenta los siguientes:

Contaminantes ambientales. Por contaminación ambiental no debes tener presente exclusivamente los niveles de contaminación del aire, del agua o del suelo, sino también los productos que usas para la piel y para ducharte o maquillarte, y en este caso, si están elaborados con productos naturales seguros o contienen tóxicos que pueden perjudicar tu salud. También el ruido o el exceso y la mala calidad de la iluminación pueden añadir mucho estrés a tu vida. Todos estos factores también generan un sobreesfuerzo para tu organismo, lo predisponen a la inflamación y alteran el funcionamiento del sistema inmunitario, sobre todo cuando la exposición es intensa o prolongada.

Multiempleo. La multitarea, es decir, sentir que tienes muchas cosas que hacer, que no llegas a todo entre el trabajo, la familia, las labores del hogar y las necesidades personales. Aquí entraría el concepto de *cronoestrés* y de *tecnoestrés*.

Problemas económicos. La incertidumbre de no saber si tendrás suficiente dinero para llegar a fin de mes, para pagar la hipoteca, etcétera.

Alimentación. La alimentación puede ser una enemiga o una aliada de tu salud. Una alimentación basada en productos industriales ultraprocesados, azúcares y harinas refinadas te predispone al estrés y la inflamación, te debilita y altera el funcionamiento del sistema inmunitario. Y eso te roba mucha energía.

Enfermedades. En este apartado se incluyen las infecciones generadas por microorganismos, bacterias, virus, hongos o parásitos, pero también enfermedades de carácter no infeccioso como la obesidad, la diabetes, las enfermedades autoinmunes, los cánceres o los trastornos cardiovasculares.

Relaciones personales. Las relaciones laborales con los jefes o con los compañeros de trabajo pueden ser una fuente de estrés. También a nivel personal, en lo que se refiere a las relaciones familiares, de pareja o con amigos.

Repite este ejercicio al cabo de un tiempo (en un par de meses, por ejemplo), una vez hayas implementado las medidas para reducirlos, y comprueba si se ha producido alguna variación.

Teniendo en cuenta que el estrés nos afecta a todos en algún momento de nuestra vida, he querido recopilar en este apartado algunas de las principales estrategias que te ayudarán a disminuirlo y gestionarlo. Son, de hecho, un compendio de aspectos que ya hemos comentado a lo largo del libro.

1. Reduce la exposición a tóxicos

No me refiero exclusivamente a los contaminantes ambientales, presentes en el aire, en el agua, en los alimentos, en el suelo o en la ropa que llevamos puesta y en las cremas que usamos para la piel, sino también a las personas, a las conversaciones, a los pensamientos o a la información que nos llega por vías diversas.

Rodéate de personas que te sumen. Aléjate de la gente tóxica, negativa y que le resta a tu vida. Las identificarás en función de cómo te sientas cuando entres en contacto con ellas. Si tu irritabilidad, tu tristeza o tu ansiedad aumentan... ¡ya tienes la respuesta! Si, por el contrario, te inspiran, te cargan las pilas, te aportan energía y te sientes bien a su lado, ¡aprovéchalo y cuida de ellas! Una buena amistad o un conocido —aunque sea puntual— que te enriquezcan son un tesoro muy valioso.

Limita la entrada de información que añade estrés a tu vida. Reduce, también, el tiempo que pasas delante de pantallas y sustitúyelo por conversaciones con los amigos, una buena lectura o momentos de actividad física.

2. Establece un orden de prioridades y ve paso a paso

Establece un orden de prioridades en relación con las tareas y actividades del día a día. Sé realista en cuanto a la planificación de tus objetivos. Para que no supongan una fuente adicional de estrés deben ser factibles, concretos y alcanzables a corto o medio plazo. Sé realista, ten presente que el día tiene veinticuatro horas y que una tercera parte de él deberías dedicarlo a dormir.

¿Cuáles son tus prioridades?

De toda la lista de cosas por hacer, ¿cuáles puedes postergar y cuáles son más urgentes?

Si te sientes sobrepasado es que estás ocupando tu tiempo con más cosas de las que puedes asumir. Prioriza. Empieza por renunciar a lo que no sea urgente y, a partir de aquí, ve paso a paso.

Vive el día a día, momento a momento. No te anticipes. No quieras resolverlo todo de un plumazo o te sentirás superado. Cuando los eventos y las tareas se concentran y te resultan excesivas, intenta dividir la situación en partes más pequeñas. Del mismo modo que no puedes comerte una tarta entera de un mordisco o no puedes llegar a la cima de una montaña sin antes haber dado unos cuantos pasos, a veces es necesario segmentar la vida en pequeñas partes que seas capaz de gestionar. Concentrarte en pequeñas tareas alcanzables y concretas, y olvidarte del resto mientras no resuelvas las primeras. Este planteamiento es muy útil a la hora de gestionar el estrés generado por el multiempleo, por el exceso de trabajo o por otras situaciones estresantes de carácter mental o emocional, pero también para evitar que el pensamiento quiera resolver por adelantado situaciones que aún no han llegado y que quizá nunca se darán en la realidad.

> No pienses en todo lo que tienes que hacer,
> ni en las dificultades que debes superar
> ni en el objetivo que debes alcanzar;
> céntrate de todo corazón en la tarea que tienes
> entre manos, y con eso debe bastarte para un día.
>
> William Osler

No te exijas ser una superpersona. No debes llegar a todo. No debes resolverlo todo ahora mismo. Céntrate en aquello en lo que realmente puedes incidir. Ocúpate del presente. No malgastes energía en luchas inútiles o imaginando situaciones que no son reales. Cuando te focalizas en aquello sobre lo que tienes capacidad de intervenir aquí y ahora y lo haces de forma paulatina, la vida se vuelve más liviana y el estrés y la ansiedad disminuyen.

3. Simplifica tu vida y póntelo fácil

No te compliques la vida de forma innecesaria. Evidentemente, hay aspectos que no dependen únicamente de ti y que no puedes controlar, pero hay otros que dependen de tus decisiones. En esos casos, ¡elige ponértelo fácil!

Hacerlo significa no añadir estrés innecesario a tu vida. Que no te fuerces a hacer cosas que no te gustan o que no te convienen, y que respetes tus necesidades por encima de todo. No siempre la opción más difícil y la que más cuesta es la que más te conviene ni la que más beneficios te aportará. Según mi experiencia, sucede más bien lo contrario, y es sin forzar cuando se obtienen los mejores resultados.

> La fuerza que procede del esfuerzo no es lo que necesitas; lo que necesitas es la fuerza que es el resultado de la facilidad.
>
> Ida P. Rolf

También significa que respetes tus ritmos, que te permitas altibajos. Como en la naturaleza, las personas tampoco somos constantes, no siempre nos sentimos igual física, ni emocional ni mentalmente. Hay momentos en los que nos sentimos abiertos y con ganas de estar rodeados de personas y, en otros, necesitamos aislarnos o retirarnos a descansar para recuperarnos o, simplemente, para encontrarnos con nosotros mismos.

Sea como fuere, escucha a tu cuerpo y póntelo fácil.

4. Practica la *slow life*

Vivimos apurados, con el piloto automático activado y desconectados de nuestras necesidades. En un mundo en el que se prioriza el hacer por encima del ser, la cantidad por encima de la calidad, donde se valora la productividad por encima de todo, no sólo en el ámbito laboral sino también a nivel personal. Pensamos que un día sin producir es un día perdido. Hacemos ochenta mil cosas al día y decenas de cosas a la vez.

- ¿Qué necesidad tienes de estar tan apurado?
- ¿A dónde quieres llegar?
- ¿Qué pasaría si te permitieras reducir un poco el ritmo y no hacer tantas cosas a la vez? ¿Crees que no llegarías al mismo sitio?

Contrariamente a esta situación actual, que nos parece normal, la mayor parte de nuestro tiempo como especie la hemos dedicado a no hacer nada. La caza y la recolección eran actividades puntuales que llevábamos a cabo en determinados momentos del día o de la semana; el resto del tiempo lo pasábamos de forma mucho más contemplativa, tranquila y relajada.

Necesitamos *re-aprender* a estar sin hacer nada. Es necesario que nos detengamos para saborear el momento y poder digerirlo. Incorporar la pausa, tan necesaria. Respirarnos aquí y ahora y darnos tiempo para tener consciencia de dónde estamos y decidir hacia dónde queremos ir. Nuestros cuerpos no están adaptados al ritmo frenético dictado por la sociedad contemporánea. Si no decimos basta y nos dejamos arrastrar por este frenesí, llevando al cuerpo muy por encima de sus capacidades y necesidades, sufrimos.

Es a ti a quien corresponde decidir el ritmo con el que vives tu vida. Nadie más puede hacerlo por ti. Cuando el entorno te acelera y sientes que la lucha interior se apodera de ti, probablemente sea el momento de tirar del freno de mano o reducir la marcha que llevas puesta. Tú eres quien tiene la última palabra y a quien corresponde marcar la velocidad con la que decides vivir, como haces cuando conduces. Te corresponde a ti decir «no» o tomarte las cosas con más calma cuando lo consideres necesario. No permitas que sean los demás o el entorno quienes decidan tus ritmos. En la comida, en el trabajo, en el deporte, en las conversaciones, en las relaciones... ¿el ritmo que llevas te permite ser consciente de lo que estás haciendo y saborear el momento con plenitud? A veces basta con ralentizar un poco el paso para poder disfrutar mucho más del camino.

> Cuando camines, camina.
> Cuando comas, come.
> Haz una sola cosa a la vez.
>
> PROVERBIO ZEN

Lo importante es que encuentres el ritmo que a ti te funciona en cada momento dado y que te permitas respetarlo, independientemente de la velocidad del entorno o de la que lleven los demás.

Cuando te sientas sobrepasado, detente.
Respira y reencuentra tu ritmo.

Si no lo hacemos, si nunca nos permitimos descansar, lo más probable es que las circunstancias nos obliguen a hacerlo de una forma o de otra. Quizá entonces te darás cuenta del placer que puedes llegar a experimentar al bajar las revoluciones, y lo reparador que resulta escuchar a tu cuerpo y atender sus necesidades sin forzar nada, simplemente limitándote a respetar lo que requiere para estar bien.

Pero no toda la culpa es del entorno. Ciertamente, la sociedad en la que vivimos no facilita que nuestra vida sea relajada, aunque también es posible que ya te vaya bien no reducir nunca el ritmo, ni siquiera cuando estás de vacaciones. En ocasiones no nos permitimos detenernos porque el silencio nos asusta. Nos da miedo el vacío que aparece cuando dejamos de hacer cosas.

¿Cuándo fue la última vez que te permitiste estar sin hacer nada? Sin móviles, ni televisión, ni ningún tipo de actividad. Sólo contigo mismo.
Piensa un poco en ello.

Si eres de esas personas que nunca paran y luego se quejan de que están estresadas o de que nunca tienen tiempo, hazte las siguientes preguntas: ¿cómo te sientes cuando no tienes nada que hacer? ¿Puede que este patrón de actividad te esté protegiendo de algo?

Durante los próximos días, te invito a jugar con tus ritmos. A prestar atención a la velocidad que llevas. Incorpora pequeñas pausas durante el día y respírate en cada situación para poder sentir lo que se mueve en cada una de ellas. Dedica algunos momentos a estar en silencio contigo mismo y comprueba cómo te sientes y qué aparece.

5. ¡Que nada ni nadie te robe la energía!

La energía que tenemos es limitada. Su funcionamiento podría equipararse al de un pila recargable que consume energía cuando realizamos actividades que nos disgustan o cuando estamos con personas que no nos hacen sentir bien, y que se recarga cuando hacemos cosas que nos agradan. Si invertimos la energía que tenemos en luchar y contener nuestras emociones, o nos obligamos a hacer cosas que realmente no deseamos y que van en contra de nuestra naturaleza, no tendremos energía para invertirla en lo que sí nos hace felices.

Seguro que has experimentado cómo tu malestar y tu ansiedad aumentan cuando te obligas a hacer lo contrario de lo que tu cuerpo necesita o desea. Cuando esta situación es la habitual, lo más probable es que al final del día acabes agotado. Puede que haga tanto tiempo que lidias con esto que hayas llegado incluso a normalizar este estado. ¡Pero vivir cansado no es normal! Si ése es tu caso, presta atención a cómo inviertes tu tiempo, en qué espacios lo pasas, con qué personas te relacionas y cómo te sientes con ellas. Puede que debas revisar tus prioridades y, para ello, es esencial que aprendas a contactar con tu cuerpo y con las sensaciones que aparecen en él. Esto también te ayudará a reconocer si hay emociones negadas y que estás luchando por contener, lo que también puede restarte mucha energía.

Adicionalmente, si el cuerpo está ocupado intentando resolver un proceso inflamatorio (que como sabes puede estar causado por infecciones agudas y por alteraciones metabólicas de carácter más crónico, pero también por problemas emocionales o situaciones estresantes de larga duración), no dispondrá de energía para estar alegre y vital y, por lo tanto, la concentración de sustancias como la serotonina o la dopamina disminuirá.

Como ya se ha dicho, el sistema inmunitario es el único capaz de robar energía al cerebro, el gran director de orquesta de todo el cuerpo. Y esto ocurre por una razón muy sencilla: el sistema inmunitario desempeña un papel clave en la supervivencia y por eso tiene la potestad, cuando la necesita, de quitarle energía al sistema nervioso. Así pues, cuanta más energía requiera el sistema inmunitario, menos cantidad disponible quedará para el cerebro, y como consecuencia nos sentiremos más cansados, deprimidos o angustiados. Y es que el cerebro es el que ordena hacia dónde hay que dirigir la energía de la que dispone el organismo. La invierte en lo que considera prioritario: en primer lugar, la supervivencia; en segundo lugar, la reproducción, y en tercer lugar, el resto. Por eso, si te encuentras mal y el cuerpo te pide reposo, lo más productivo que puedes hacer es simplemente descansar, porque ésa es la manera más natural, rápida y satisfactoria de resolver el problema, ¡y también con menos secuelas! Ir en contra de lo natural y biológico no hará más que prolongar la situación en el tiempo, y añadirá ansiedad y sufrimiento a tu vida.

¿Quiénes son tus ladrones de energía? Si a menudo te sientes cansado, triste y decaído, lo más probable es que algo o alguien te esté robando la energía. En ese caso, identificar qué te quita la energía es un ejercicio que te recomiendo enormemente. Y es que detectar por dónde se escapa es imprescindible para que puedas disfrutar de una vida plena y satisfactoria.

6. Priorízate y haz más a menudo las cosas que te gustan

> Si cumples con lo que los demás quieren,
> te exilias de ti misma.
>
> CLARIZA PINKOLA

Una vez que hayas identificado qué te roba la energía, dispondrás de mucha más para invertirla en aquello que te gusta y que te hace sentir bien. Priorízate a ti por encima de todo, y también, de forma general, por encima de los intereses de otras personas.

Si vives para contentar a los demás y, al hacerlo, te olvidas de ti mismo, difícilmente serás feliz. A la hora de planificar tu calendario de actividades, crea espacios para dedicártelos a ti, a tu bienestar. Para hacer lo que tú realmente deseas y quieres, independientemente de lo que los demás quieren o esperan de ti. Cuando te dejas guiar por tu voluntad, el resto del mundo se alinea en relación con esto y todo se va colocando en su sitio, porque asumes que tu responsabilidad termina donde empieza la del otro y dejas de hacerte cargo de lo que no te corresponde.

Así pues, tanto si el trabajo que haces te gusta, pero sobre todo si ése no es tu caso, invierte tu tiempo libre, aunque sea tan sólo media hora o una hora al día —o, si no lo ves factible, que sea al menos una hora tres veces por semana— a hacer algo que te haga sentir bien. Haz que ese rato se convierta en un momento prioritario y sagrado para ti. Puedes salir a pasear, practicar algún deporte, apuntarte a un club de lectura, practicar yoga o hacer ganchillo. La oferta es múltiple: tú decides cómo invertir ese tiempo.

Lo primero para ti debes ser tú.

¡Los momentos dedicados a lo que te gusta son muy nutritivos y reparadores! Y es que, al fin y al cabo, la vida consiste en un balance de sumas y restas. Si ocupas tu tiempo con actividades y personas que no te hacen sentir bien, no lo tendrás para dedicarlo a lo que realmente te aporta y que hace que la vida merezca ser vivida.

Se trata de ir ganando la vida, invirtiendo el tiempo en lo que nos suma y nos hace felices. Está claro que en algún momento de nuestra existencia todos nos encontramos con situaciones desagradables y no siempre podemos hacer lo que nos gusta, pero a veces —¡muchas!— sí podemos decidir cómo invertimos nuestro tiempo. A medida que aprendemos a escucharnos, nos será más fácil diferenciar lo que deseamos de lo que rechazamos, y al respetarlo —¡que también es un aprendizaje!— dispondremos de más energía que podremos invertir en lo que nos recarga las pilas, pero también para hacer frente a posibles situaciones desagradables que puedan acontecer en el día a día y con las que tengamos que lidiar.

La premisa es muy sencilla: escucha a tu cuerpo e invierte tu tiempo y tu energía en lo que aumenta tu vibración, ya sean espacios, actividades o personas.

> Si disminuye tu vibración, no es para ti.
> Si aumenta tu vibración, es para ti.
> Así es cómo lo sabrás.
> Las vibraciones son nuestras guías.
>
> LALAH DELIA

Haz una lista de las actividades, situaciones o personas que te hacen sentir bien y te cargan de energía, y en otra columna escribe aquellas que te restan y quitan energía. Esto te ayudará a identificarlas y a adquirir consciencia.

Me carga las pilas...	**Me descarga las pilas...**

7. Vive con coherencia

Las contradicciones provocan estrés. En esto juega un papel muy relevante la corteza cingulada anterior, una región del cerebro que conecta el neocórtex con el sistema límbico y que integra toda la información que recibe del exterior y del interior del organismo. Cuando la información es coherente, transmite calma; cuando es incoherente, genera alarma. Esto, en buena medida, explica por qué estamos más tristes o tenemos tendencia a irritarnos cuando estamos resfriados o nos encontramos mal. Por eso es importante la coherencia, que todo el cuerpo funcione de forma conjunta y que la información que reciba el cerebro no sea disonante.

Las incoherencias se traducen en malestar porque el cerebro no entiende de contradicciones.

Vivir en coherencia significa escuchar a nuestro cuerpo y respetar lo que nos pide, pero también dar cabida a las emociones sin reprimirlas ni contrariarlas. Negar nuestra parte animal, desconectarnos del cuerpo y de lo instintivo que también nos caracteriza como humanos, forzarnos a rendir al cien por cien cuando nos encontramos mal a expensas de antiinflamatorios o de ansiolíticos, u obligarnos a estar alegres en determinadas situaciones va en contra de nuestra naturaleza y es contraproducente para la salud. Además, añade sufrimiento a la experiencia, porque el cerebro no entiende de contradicciones. Un animal, por voluntad propia, nunca se obligará a ir en contra de sus necesidades —a menos que peligre su supervivencia o la de su descendencia— ni a sentirse de manera diferente a cómo se siente en un momento dado. Cuando se encuentra mal, descansa;

cuando está bien, corre y juega. Basta con observar a un perro o a un niño (cuando aún conserva intacta su parte más instintiva) para darse cuenta de ello.

Si te están agrediendo a cada dos por tres y eso hace que continuamente tengas que estar invirtiendo energía para protegerte o curando las heridas que se derivan de ello, o si tienes un familiar que está enfermo, lo normal es que estés cansado, triste y preocupado y que tu cuerpo adopte temporalmente, y hasta que el problema no se resuelva, la «conducta del enfermo» a la que ya nos hemos referido anteriormente. Que te exijas estar bien, contento, alegre y vital en determinadas situaciones es antinatural y contraproducente, porque el cerebro lo interpreta como una incoherencia y agrava la sensación de alarma. Y, por lo tanto, no sólo no ayuda a que estés mejor, sino todo lo contrario. Comprender esto te ayudará a vivir determinadas situaciones con más calma y también a ponerles remedio cuando sea posible y la resolución esté en tus manos.

Cuando lo que pensamos y lo que sentimos va en direcciones opuestas aparece un conflicto motivacional, de aproximación o evitación. Y esto nos genera ansiedad. Por el contrario, cuando el corazón, el instinto y los pensamientos funcionan al unísono experimentamos bienestar y calma. A medida que aprendemos a escuchar al cuerpo y a respetarlo, y vivimos de forma coherente con nuestra esencia, las emociones y los pensamientos se alinean, los conflictos se reducen y la vida se vuelve más ligera y grata.

Estrategias para estimular el sistema nervioso parasimpático

Aunque a muchas de ellas ya me he referido en otras partes del libro, he querido agrupar aquí una lista de las principales estrategias que pueden ayudarte a disminuir la actividad del sistema nervioso simpático y a estimular el sistema nervioso parasimpático, relacionado con la calma, el descanso y la relajación. El vago es el principal nervio vinculado al sistema nervioso parasimpático y es clave en la modulación del eje del estrés. Así, todo lo que hagamos para activar este nervio comportará numerosos beneficios a nivel cerebral, como el aumento del flujo sanguíneo y de las neurotrofinas, y la disminución de la exicotoxicidad neuronal y de la neuroinflamación.

A continuación, encontrarás una serie de propuestas al respecto. Prueba y experimenta; quédate con lo que te resuene. En definitiva:

Sé el científico de tu vida a través de tu cuerpo.

Cuanto más practiques y más constante seas, más beneficios notarás: experimentarás menos ansiedad y más tranquilidad, pero también mejorarás la concentración, la memoria y dispondrás de mayor energía en tu día a día.

1. Respiración consciente

Una respiración relajada, abdominal y profunda es una de las maneras más efectivas de estimular el nervio vago; por lo tanto, nos puede ayudar de forma rápida a disminuir los niveles de ansiedad cuando ésta aparece, pero también a vivir de manera más tranquila y sosegada. Aunque la respiración es algo que funciona de forma autónoma, se trata de un acto que podemos modificar voluntariamente y que también podemos entrenar. En este sentido, las exhalaciones prolongadas son especialmente útiles.

Cuando te sientas sobrepasado, acelerado, disperso, con excesiva rumiación o cuando estés angustiado, puedes practicar el siguiente ejercicio (te será útil también si sufres de insomnio: en ese caso puedes practicarlo antes de acostarte o incluso cuando estés en la cama). Se trata de efectuar veinte respiraciones seguidas prestando atención a la inspiración y la espiración, así como a la transición entre ambas, al silencio y a la pausa que se genera entre ellas. Si te pierdes, vuelve a empezar. Observa cómo te sientes y qué ha cambiado una vez lo hayas finalizado.

Hallarás más ejercicios de respiración consciente en el Anexo 2.

2. Adopta una buena postura

Ya sea como consecuencia del estrés o de los malos hábitos, la tendencia generalizada es la de adoptar posturas que no favorecen la calma y la relajación. Recuerda que la mente se cree la información que le llega a través del cuerpo. Si estamos encerrados y en una postura defensiva, la mente considera que nos enfrentamos a un peligro real. Además, las posturas de cierre, con los hombros inclinados hacia delante y la espalda curvada, dificultan la respiración, lo que incrementa aún más la ansiedad. Revisa tu postura y modifícala cuando sea necesario.

3. Relaja el cuerpo para calmar la mente

Las situaciones de estrés hacen que el cuerpo se tense, la respiración se vuelva superficial y el latido del corazón se acelere. Sin embargo, se trata de una situación que podemos revertir centrando la atención en el cuerpo y relajando las zonas que están contraídas.

La Relajación Muscular Progresiva de Jacobson es una de las técnicas más utilizadas y que podemos practicar individualmente. Nos ayuda a relajar el cuerpo y la mente, a dormir bien y, a la vez, a disfrutar de una salud y una calidad de vida mejores. Consiste en realizar un recorrido por las diferentes partes del cuerpo para detectar posibles tensiones y relajarlas. Puedes practicar este ejercicio en cualquier lugar, pero te recomiendo que para familiarizarte con esta técnica lo pruebes primero solo en un sitio tranquilo, sentado o tumbado. Empieza por la cabeza y la cara, arruga la frente y relájala, cierra los ojos con fuerza y ábrelos de nuevo y finalmente la boca. El orden siempre es éste: primero contraer o presionar con fuerza y luego relajar. Haz lo mismo en cada rincón de tu cuerpo. Cervicales, hombros, brazos, manos, tórax, abdomen, glúteos, piernas... hasta llegar a los dedos de los pies. Presiona y relaja, ésta es la premisa. Cuando hayas tensionado y relajado todos los rincones de tu cuerpo (puedes ayudarte con las manos, masajeándote las zonas en las que notes más tensión), haz un repaso general de cómo te sientes y repite el ejercicio únicamente en las zonas que notes tensionadas.

4. Crea espacios de bienestar y de calma

El desorden y el caos en el ambiente favorecen un estado mental agitado e hiperactivado. ¿Qué dice tu casa o tu despacho de ti? ¿Qué te transmiten? Es importante que te sientas bien en los espacios que habitas, sobre todo en aquéllos en los que pasas más tiempo, ya sea la habitación o la mesa del escritorio en la oficina donde trabajas.

No obstante, no hace falta que tengas la casa impecable para disfrutar de un espacio de bienestar que te ayude a recargar las pilas y relajarte. Basta con que habilites un rincón de la vivienda donde puedas sentirte a gusto, confiado y seguro. Puede ser un pequeño espacio dentro de la habitación o un sillón cómodo. Puedes añadir algunos elementos para hacerlo más agradable: una vela, una almohada que te guste, una planta, un quemador de incienso o cualquier otro elemento simbólico que tenga un significado especial para ti. El objetivo es que conviertas ese espacio en tu refugio de paz y de tranquilidad donde practicar meditación, relajación, yoga o, simplemente, al que puedas acudir siempre que lo desees para estar solo contigo mismo.

5. Medita

Meditar no significa pensar, ni dar vueltas a las cosas ni tiene por qué ser necesariamente una experiencia relajante. Tampoco consiste en interpretar la realidad, sino que se trata más bien de un estado de consciencia basado en observar sin juzgar.

La práctica de la meditación se convierte en un buen coadyuvante en el tratamiento de la depresión y de la ansiedad.

El yoga o la respiración consciente se han incluido tradicionalmente dentro de este concepto, pero correr, la danza, el sexo o las relaciones del tipo que sean pueden convertirse también en prácticas meditativas, en tanto que pueden proporcionarnos mucha información sobre el momento en el que nos encontramos y sobre cómo funcionamos. Y es que cualquier actividad puede convertirse en un pretexto para la autoobservación y para darse cuenta de lo que ocurre en nosotros aquí y ahora. Con esto quiero decir que la meditación no depende tanto de la actividad en sí misma, sino de la persona y de la forma que tiene de vivir la experiencia.

Aunque no persigue una finalidad más allá de adquirir consciencia de lo que aparece, en este apartado quiero hacer referencia a algunas prácticas meditativas que favorecen estados de relajación y que pueden ayudarte a calmar el sistema nervioso simpático. Se ha demostrado que, realizada con regularidad, las personas que incorporan la meditación a su vida en cualquiera de sus formas se estresan menos y generan menor cantidad de adrenalina y cortisol, pero también son más creativas, comprensivas y cariñosas, y disfrutan de una mejor salud. Meditar durante diez minutos al día es suficiente para producir cambios en nuestra vida.

Hay muchas formas de llevar a cabo esta práctica: algunas son estáticas y otras tienen un carácter más dinámico. A cada persona le funciona mejor un tipo de meditación que otro. La única forma de saberlo es probándolas. A algunos les funciona sentarse en una almohada en silencio durante un rato, en la postura de loto, con o sin música de fondo, centrando la atención en la respiración y dejando simplemente que los pensamientos pasen sin identificarnos con ellos. Ésta es, por ejemplo, la base de la meditación *vipassana*, una práctica milenaria originaria de la India. A otros esto no les funciona y necesitan poner el cuerpo en movimiento para silenciar la mente y relajar el sistema nervioso simpático, ya sea de forma pautada, rutinaria o dirigida como en el yoga, o bien de forma espontánea y libre, como por ejemplo a través de la danza-movimiento.

Cuanto más practiques, mayores serán los beneficios que notarás en tu vida. Te recomiendo que anotes en tu cuaderno lo que te aporta cada experiencia, lo que aparece en ti y cómo te has sentido. Te servirá para adquirir conciencia y también como forma de registro para comprobar tu evolución y los cambios que acontecen durante la práctica, pero también en el día a día.

Meditación con una vela

Se trata de una meditación sencilla pero muy eficaz. Nos aporta calma interior y ayuda a disminuir la agitación.

Siéntate en el suelo o en una silla, como te sientas más cómodo. Coloca frente a ti una vela y enciéndela. Obsérvala con atención mientras inspiras consciente y profundamente, cogiendo aire por la nariz y expulsándolo también por la nariz. Céntrate en la llama y nota cómo a medida que la observas tu respiración se vuelve más relajada. Si acuden pensamientos a tu mente, deja que pasen y centra de nuevo la atención en la vela. Nota cómo su luz y su calor nutren tu cuerpo y tu espíritu hasta convertiros en una sola cosa. Fúndete con esa llama que te sana, te calma y te llena de energía. En este estado, cierra los ojos si lo deseas y siente cómo esa luz se expande por todo tu cuerpo y cómo brilla dentro y fuera de ti. Permanece así durante un rato y cuando percibas que estás tranquilo y serenado, vuelve a centrar la atención en tu respiración y a sentir el contacto con el suelo. Abre los ojos poco a poco, consciente de que puedes recuperar esa sensación siempre que lo desees. Observa ahora cómo te sientes, cómo ves... y cómo has cambiado y qué ha cambiado.

Yoga

Pranaiamas, mudras, asanas, bandhas... Quienes practican yoga regularmente seguro que están familiarizados con estos términos. Se trata de una disciplina que puede aportar muchos beneficios a nivel físico, pero también en el plano mental y emocional. Aunque las sesiones suelen durar aproximadamente una hora, es suficiente con quince minutos para incorporar este hábito a tu rutina diaria. El yoga es muy agradecido para quienes lo practican con regularidad: cambios en la flexibilidad, en la fuerza, en el equilibrio y en la movilidad articular, que se acaban traduciendo en una mente más creativa, flexible y relajada.

Movimiento libre

Ya hemos visto en apartados anteriores el poder que ejerce el movimiento en nuestras vidas. Movernos libremente, con o sin música, en grupo o individualmente, nos ayuda a adquirir consciencia de lo que aparece aquí y ahora, pero sobre todo a silenciar y a aquietar la mente. Con la práctica pasamos de «pensar en» a «movernos con», de habitar en la mente a hacerlo en el cuerpo. Y eso resulta profundamente sanador. Te recomiendo que incorpores esta práctica con una frecuencia mínima de treinta minutos a la semana, aunque si puedes hacerlo a diario o asistir a sesiones regulares en grupo, los beneficios se incrementarán enormemente.

6. Música para favorecer la calma

La música puede ayudarte a disminuir la ansiedad, a relajarte e incluso a dormir mejor. Un sueño reparador es clave para disfrutar de una buena salud a todos los niveles. Es importante que encuentres la que a ti te funciona para apaciguar la actividad mental y la rumiación, puesto que no a todo el mundo les funcionan los mismos estilos de música para relajarse; desde la música clásica hasta la música étnica con instrumentos menos convencionales como el *didyeridú* o el *hang* (también llamado *handpan*). Te invito a explorar qué tipos de música te resultan útiles para tranquilizarte, a descubrir otros nuevos y a elaborar tus propias listas de reproducción.

7. Cánticos y mantras

Cantar, sobre todo si se hace en grupo, pero también individualmente, estimula el nervio vago. En este sentido, se ha comprobado que recitar mantras y cánticos repetitivos es especialmente recomendable, contribuye a la relajación y tiene un gran poder sanador, puesto que reduce la actividad de la amígdala cerebral, una de las partes del sistema límbico involucradas en la respuesta emocional.

Cantar, tararear y hacer gárgaras estimula el nervio vago.

Los mantras pueden ser fonemas, sílabas, palabras o frases. A medida que se van repitiendo, la mente y el cuerpo se relajan mientras nos liberamos del diálogo interno, lo que favorece que podamos acceder más fácilmente a un estado de quietud interior, e incluso entrar en estados de consciencia más elevados y profundos.

El mantra Om —que más bien se pronuncia «aum»— está considerado como un símbolo esencial del hinduismo y del budismo, y se ha convertido en uno de los más utilizados para la meditación en todo el mundo. El *kirtan*, una práctica hinduista milenaria que consiste en repetir mantras o fórmulas sagradas en forma de canción, se considera también una forma de meditación. Algo parecido ocurre con los cantos repetitivos de Taizé, una comunidad cristiana ecuménica fundada por el hermano Roger en 1940, en este pueblo francés.

Te invito a sentarte en una postura que te resulte cómoda, preferentemente en el suelo y con las piernas cruzadas, pero si no eres demasiado flexible también puedes hacerlo sobre una almohada y apoyar la espalda en la pared, o sentarte en una silla o en el sofá. Junta las manos a la altura del esternón con los dedos ligeramente separados y los brazos relajados. Inspira profundamente y al espirar libera la voz pronunciando un «aummmmmm». Busca tu tono y repítelo tres veces. Comprueba cómo, a medida que practicas, la vibración se propaga más fácilmente y de forma más profunda hacia el cuello, el esternón e incluso la barriga, hacia arriba, en dirección a la cabeza y la cara. Puedes utilizar este ejercicio antes de cantar otros mantras o escucharlos, de una práctica de yoga o de realizar ejercicios de respiración.

8. Acércate a la naturaleza

Los entornos naturales nos ofrecen una experiencia plena, envolvente y multisensorial en la que están involucrados todos los sentidos. Aunque lo ideal sería que pudieras pasear por un bosque a diario, lo cierto es que no todo el mundo puede hacerlo. En ausencia de ello, si te resulta difícil acercarte a la naturaleza siempre puedes llevar la naturaleza hasta ti. Tener plantas cerca te ayudará a disfrutar de los beneficios que proporciona el contacto con el medio natural. Está demostrado que el verde de las plantas nos hace sentir bien, calma nuestra mente y disminuye la actividad del sistema nervioso simpático, porque nos recuerda a nuestro hogar original.

Escuchar el canto de los pájaros, respirar los aromas del mundo natural, como el olor a tierra mojada o la salobridad del mar, o acariciar a un animal de compañía son experiencias igualmente revitalizantes, tranquilizadoras y sanadoras.

Los sonidos naturales nos ayudan a relajarnos y generan bienestar, porque favorecen la actividad del sistema nervioso parasimpático, lo que se traduce en una respiración más sosegada y una disminución de la frecuencia cardíaca. Si vives en un entorno urbano, siempre puedes escuchar audios con sonidos de la naturaleza, como los que puedes encontrar en <calmsound.com> o en Spotify buscando por «Nature sounds».

9. Visualizaciones

El uso de imágenes mentales puede ejercer un efecto terapéutico a nivel mental y emocional. Las visualizaciones conscientes generan patrones de actividad mental similares a la experiencia presencial real. El cerebro no distingue entre el estrés real y el imaginario: cuando nos visualizamos en una situación que nos angustia (un examen, hablar en público, una entrevista de trabajo, posibles enfermedades o desastres futuros, etcétera), la respuesta del organismo es prácticamente la misma que si la estuviéramos viviendo en la realidad: el sistema nervioso simpático se activa, los niveles de cortisol aumentan... La parte positiva de todo esto es que ese mismo efecto, pero en sentido contrario, se da también cuando visualizamos que las cosas saldrán bien o cuando nos imaginamos en un entorno favorable. La diferencia, en este caso, es que el sistema que se activa es el parasimpático, lo que favorece la calma y la relajación.

Así pues, al visualizar imágenes y escenas que nos aportan bienestar, contribuimos a disminuir la actividad del sistema nervioso simpático, permanentemente activado y, por lo tanto, a disfrutar de una salud mejor a todos los niveles. Contemplar imágenes de paisajes naturales que te inspiren también favorecerá este hecho.

Visualización para activar la calma

Siéntate en una postura en la que te sientas cómodo. Asegúrate de no tener frío ni calor durante la meditación; tápate con una manta si es necesario. Cierra los ojos y respira profundamente tres veces. A continuación, imagínate caminando despacio por un bosque, un sendero o un prado. El aire es puro, fresco y limpio. Nota cómo te oxigena y te renueva. Escucha el canto de los pájaros, siente el sol nutriendo tu piel y las mariposas que vuelan suavemente a tu alrededor, y aspira el perfume de las flores. Sigues caminando hasta que delante de ti ves un camino que se estrecha. Te diriges hacia él y sigues avanzando. La vegetación se vuelve más espesa, pero el camino está bien señalizado. Te detienes para respirar de nuevo y observar todo lo que hay a tu alrededor. Tómate el tiempo que necesites para disfrutar de este momento. De todos los árboles que ves, eliges uno, te acercas y acaricias su corteza con respeto y admiración. Lo rodeas hasta dónde te alcanzan los brazos. Permaneces así unos minutos, notando su textura y la energía que te transmite. Te despides del árbol y sigues tu camino. De repente, observas un claro a lo lejos. A medida que te acercas a él, escuchas el sonido del agua. ¡Es una cascada! Te quitas los zapatos para acercarte a ella. Notas la frescura de la roca y de la tierra húmeda bajo tus pies y sientes cómo te vigoriza. Poco a poco, y con cuidado para no resbalar, avanzas hasta situarte bajo la cascada. El agua cae sobre ti, te purifica y tonifica y se lleva todos los pensamientos negativos. Una sensación de gratitud y alegría te invaden y te sientes profundamente vivo. A continuación, juntas las manos para coger un poco de agua y te la bebes. Notas cómo te renueva por dentro. Poco a poco, cuando ya hayas bebido lo suficiente, sales de debajo de la cascada, buscas un lugar donde sentarte durante un rato para contemplar desde allí este paraje y agradecer todo lo que has vivido. Por último, cuando lo desees, respiras tres veces profundamente y te preparas para abrir los ojos.

¿Cómo te sientes ahora? ¿Ha habido algún cambio con respecto a cómo te encontrabas antes de empezar esta meditación guiada?

10. Infusiones relajantes

Prepárate una infusión relajante a base de hierbas con propiedades ansiolíticas y calmantes del sistema nervioso como la tila, la valeriana, la lavanda, la pasionaria, la hierbaluisa, la manzanilla o la melisa. Evita tomarla poco antes de acostarse, para que no tengas que levantarte a orinar a medianoche, ya que aparte del líquido ingerido, muchas de estas plantas también tienen propiedades diuréticas.

11. Aromaterapia

La utilización de aromas naturales y de aceites esenciales con fines terapéuticos se remonta a tiempos inmemoriales. Pueden ayudarnos a calmar la ansiedad, a reducir el estrés y a disminuir la actividad del sistema nervioso simpático. De entre las plantas más utilizadas en aromaterapia por sus propiedades relajantes y ansiolíticas destacan la bergamota, la lavanda, el ilang-ilang, el romero, el azahar, el jazmín o el pachulí.

Puedes oler directamente el aroma que se desprende de la planta o comprar el aceite esencial. Si optas por esta segunda opción, asegúrate de que sea cien por cien natural, puro y ecológico. Ten presente las precauciones en su uso y lee siempre las indicaciones, ya que son sustancias muy concentradas que pueden provocar problemas en la piel si se aplican directamente. La forma más segura de utilizar los aceites esenciales es por vía inhalatoria: puedes diluir entre cinco y diez gotas en un difusor o en un humidificador con un poco de agua, o bien utilizar un quemador de aceites esenciales.

12. Ejercicios de arraigo

Ponte de pie y camina poco a poco por el espacio en el que te encuentres. ¿Dónde notas el peso del cuerpo? ¿Está desplazado hacia los pies o, por el contrario, sientes como si flotaras y estuviera más bien en el aire?

Las personas que tienen tendencia a la rumiación, que están deprimidas, que se sienten inseguras o que padecen ansiedad suelen carecer de contacto con el suelo; esto significa que el peso del cuerpo no reposa sobre los pies tanto como debería hacerlo de forma natural.

> «Tocar con los pies en el suelo» significa, metafóricamente, estar en contacto con la realidad. Muchas personas creen que tienen los pies firmemente asentados en el suelo y así es en un sentido estrictamente mecánico; sin embargo, en muchos casos, a pesar de que los pies tocan físicamente el suelo, falta peso y energía, carecen de sensaciones y prácticamente no tienen sensibilidad.

Cuando, a través de la respiración, entregamos conscientemente el peso de nuestro cuerpo a los pies, estamos creando una conexión con la Tierra y mejoramos nuestro flujo energético, que circula por todo el cuerpo, y nuestro sentimiento de arraigo. Y, con esto, nuestra ansiedad disminuye. Poco a poco, a nivel emocional, entramos en el terreno de la aceptación, a la vez que liberamos las preocupaciones y las cedemos a la Tierra. Esto conseguirá que nos sintamos más ligeros, más fluidos y, al mismo tiempo, más seguros y con mayor confianza en la vida y en nosotros mismos.

«Tomar tierra» significa que «desciendas», que bajes tu centro de gravedad para sentirte más arraigado y cerca del suelo. Cuando sientas que tu cuerpo se va hacia arriba, recupera la sensación de anclaje llevando de nuevo el peso en dirección hacia abajo, dejando que repose sobre el suelo.

Te propongo dos ejercicios de arraigo que te ayudarán a desplazar el peso en dirección al suelo. Te recomiendo que los practiques descalzo para adquirir más consciencia de tus sensaciones y para conectarte aún más con el suelo:

- Camina. Hazlo primero de forma natural, como te surja, sin modificar nada. Nota dónde está el peso de tu cuerpo en estos momentos. Simplemente, observa. ¿Cómo es tu paso? ¿Es firme o inseguro? A continuación, imagina que llevas el peso de tu cuerpo hacia los pies, nota cómo te pesan. Desplázate despacio por la sala, levantando un pie y después el otro, tan lentamente como puedas. Centra la atención en las sensaciones que experimentas. ¿Puedes oír los pies? ¿Qué notas? ¿Cómo te sientes?
  Nota ahora cómo los pies te pesan, cada vez más. Muévete a continuación por la sala inclinando ligeramente el peso de la parte superior del cuerpo hacia delante. No hagas fuerza con los brazos, deja que reposen a ambos lados del cuerpo. Centra nuevamente la atención en los pies y desplázate por el espacio, pero esta vez balanceándote hacia ambos lados, también tan despacio como puedas. Como si patinaras, arrastrando los pies por el suelo y dejando que el resto del cuerpo se deje llevar por este movimiento.
  Ahora, sigue moviéndote libremente, sin pensar en cómo lo haces. Finalmente, anota cómo ha sido la experiencia y cómo te sientes al terminarla.
- De pie, con las piernas separadas a la altura de las caderas y las rodillas ligeramente flexionadas, inclina la parte superior del cuerpo hacia delante, como si las manos quisieran tocar el suelo (si no

llegan a hacerlo no pasa nada). Deja que la cabeza repose en esa posición. El peso debería recaer mayoritariamente sobre la parte anterior de los pies y no sobre los talones. Respira. Balancéate muy despacio y sacude suavemente el cuerpo en esta posición. Mantén esta postura durante un minuto (si para empezar es demasiado, pruébalo durante quince segundos y ve aumentando el tiempo progresivamente a medida que te sientas cómodo) y, a continuación, flexiona las rodillas y eleva el cuerpo progresivamente y con cuidado, para no marearte, hasta ponerte nuevamente en pie.

Es fácil que, realizando este ejercicio, puedas sentir en las piernas algún tipo de vibración o incluso un temblor. ¡Eso es bueno! Significa que estás reduciendo la rigidez, deshaciendo bloqueos y aumentando la carga energética de tu cuerpo. La vibración es una manifestación inherente a los organismos vivos. Un cuerpo vivo es aquel que palpita y que vibra. Cuanto más practiques, más fácil te será entrar en contacto con esta vibración.

Repite este ejercicio tres veces. Nota cómo te sientes.

13. Baños de agua caliente... y fría

Ducharse con agua caliente favorece la relajación muscular, alivia la tensión física y mental, calma la ansiedad, disminuye el estrés y mejora la calidad del sueño, sobre todo si lo hacemos antes de acostarnos.

Por otro lado, la exposición al frío, de forma puntual y controlada, también contribuye a mejorar la actividad del sistema nervioso parasimpático.

14. Afirmaciones positivas

Una afirmación es un pensamiento que, pronunciado mentalmente o en voz alta, se fortalece a sí mismo. Las palabras crean parte de la realidad, tienen el poder de hacernos sentir bien o mal. En este sentido, el diálogo que establecemos con nosotros mismos puede predisponernos a la calma o a la ansiedad. Entrenar la mente con afirmaciones positivas es una estrategia complementaria a las que hemos ido conociendo hasta ahora para disminuir el estrés y el sufrimiento.

Las afirmaciones positivas nos empoderan, nos recuerdan nuestro potencial y nos ayudan a sustituir pensamientos contraproducentes por otros más favorables. En este sentido, cuando están bien formuladas y nos las creemos, pueden tener un gran impacto en nuestra vida.

Te recomiendo empezar el día con una afirmación positiva y también crear otras para momentos y situaciones diferentes. Lo mejor es que te focalices en una o en un par de afirmaciones, y que las vayas repitiendo a diario. Puedes escribirlas en tu cuaderno; al hacerlo, adquirirán más fuerza. También puedes pegarlas con un pósit o llevarlas en la cartera, en un lugar visible, para ayudarte a recordarlas. Con el tiempo, las acabarás internalizando y ya no necesitarás estos recordatorios.

A continuación, te propongo algunas a modo de ejemplo, pero de lo que se trata es de que crees las afirmaciones que a ti te funcionan, basadas en tu necesidad y en lo que quieres recordarte o en la creencia que quieres transformar.

Escribe en tu cuaderno tus afirmaciones positivas.

Busca un espacio donde estés solo y tranquilo, léelas una por una —o escoge una para empezar, la que quieras trabajar durante los próximos días— y pronúncialas en voz alta. Nota cómo te sientes. ¿Te las crees? Ahora trata de pronunciarlas de nuevo, creyéndotelas aún más. Repite este ejercicio tres veces.

15. Dibuja una sonrisa

Algo tan sencillo como dibujar una sonrisa con los labios puede proporcionarnos un gran bienestar. Al sonreír, el cerebro interpreta que estamos bien (recuerda la hipótesis de la retroalimentación facial a la que nos hemos referido anteriormente) y esto nos aporta confianza, calma y seguridad. Pero, además, cuando sonreímos, el cuerpo libera endorfinas, serotonina y dopamina, al mismo tiempo que se produce un aumento del tono parasimpático y una disminución de la actividad del sistema nervioso simpático.

La risoterapia es un tratamiento alternativo no invasivo y no farmacológico, complementario a otras terapias, que ha resultado ser eficaz para gestionar casos de estrés, depresión y ansiedad.

16. ¡Abraza!

Los abrazos aumentan los niveles de oxitocina, también conocida como la «hormona del amor» y de la confianza. Esta hormona desarrolla numerosas funciones durante el embarazo, el parto y la lactancia, pero también tiene una función a nivel emocional y social para generar vínculos afectivos y conectarnos con los demás. Además, disminuye la presión arterial y el ritmo cardíaco, reduce la tensión muscular, aumenta el umbral del dolor y favorece los estados de relajación y calma.

Aparte de los abrazos, acariciar animales de compañía, el sexo, un buen masaje y las experiencias que nos generan bienestar, empatía o compasión, así como las conductas altruistas y la generosidad, también pueden aumentar los niveles de oxitocina.

Decálogo para no padecer ansiedad

1. Respira

Una respiración de calidad es el primer paso para reducir tus niveles de ansiedad. Cuando respiramos superficialmente y de forma acelerada, la mente interpreta que estamos en peligro, aumentando los niveles de angustia y perpetuando este círculo vicioso. Por el contrario, una respiración profunda, abdominal o diafragmática y nasal nos nutre en todos los sentidos, nos calma y, al mismo tiempo, nos llena de vitalidad.

2. Mantén una buena postura

Adoptar una buena postura corporal, con la espalda recta, los hombros alineados con las orejas, la cabeza y la mandíbula relajadas y el pecho abierto, nos ayuda a serenarnos y permite que la respiración y la energía fluyan naturalmente por todo el cuerpo. Las posturas de cierre, con los hombros inclinados anormalmente hacia delante, limitan el flujo respiratorio y energético, y nos predisponen a la ansiedad.

3. Habita en el cuerpo más que en la mente

Nos pasamos la mayor parte del día ocupados en pensamientos recurrentes, pasados o futuros, que nos desconectan del cuerpo y, por lo tanto, de la vida que tiene lugar aquí y ahora. La mente es dispersa y confusa; en cambio, el cuerpo es claro. A cada momento nos envía información sobre qué quiere y qué necesita; lo que ocurre es que hemos perdido práctica a la hora de escucharlo y de reconocer los mensajes que nos envía. Recuperar la salud y reducir la ansiedad pasa por centrar la atención en el cuerpo, y aprender a comprender el lenguaje con el que nos habla y se comunica con nosotros. Se trata de pasar de vivir en un estado mental a hacerlo en un estado corporal, en contacto con la sensación. Cuando aprendemos a habitar en el cuerpo, la mente se aquieta, la ansiedad mengua y la vida resulta mucho más sencilla, plena y satisfactoria.

4. Muévete regularmente

Mover el cuerpo es la forma más natural, barata y eficaz de calmar la ansiedad. El movimiento es imprescindible para la salud, a todos los niveles (físico, mental y emocional). Un cuerpo sano es aquel que se mueve con plenitud y sin limitaciones. ¡Empieza a moverte y tu vida cambiará!

5. Aliméntate de forma saludable

Los alimentos tienen la capacidad de hacernos sentir bien o, por el contrario, de llenar nuestro cuerpo con calorías vacías que nos restan energía y no nos nutren en absoluto. Pueden tener un carácter ansiolítico o ansiogénico. Pueden contribuir a nuestra salud o envenenarnos lentamente mientras nos roban mucha energía. Una alimentación ansiolítica pasa por reducir el consumo de productos industriales ultraprocesados, de alcohol, de azúcares y de harinas refinadas. Practica una alimentación real, ecológica, estacional y de proximidad basada esencialmente en plantas, e incorpora productos animales de calidad de forma ocasional si sigues una dieta omnívora.

6. Recupera el contacto con la naturaleza

La naturaleza es nuestro hogar, nuestra madre y también nuestra maestra. Alejarnos de ella nos provoca mucha ansiedad y, a largo plazo, genera una profunda sensación de soledad. Pasea por un bosque, toma el sol un rato todos los días, quítate los zapatos y camina sobre la tierra, la arena o la hierba si tienes ocasión de hacerlo. Lleva la naturaleza a casa o al despacho. Basta con tener una planta cerca para disminuir la actividad del sistema nervioso simpático y, de rebote, los niveles de ansiedad. El verde de las plantas nos recuerda a nuestro hábitat original. El contacto con la naturaleza nos calma y es una gran fuente de distracción para nuestra mente ocupada en pensamientos rumiantes.

7. Rodéate de personas que te sumen

Que los seres de los que te rodees te nutran. Que te inspiren. Que te ayuden a crecer como persona. Que te acompañen en los buenos momentos y en los complicados. Déjate guiar por tus sensaciones y por cómo te sientes al entrar en contacto con ellos. Aléjate de las personas tóxicas, de las que te restan, de las que te hacen sentir mal. Cuando esto no sea posible, protégete y limita la interacción todo lo que puedas.

8. Confía en tu ansiedad

Escucha las señales que te envía y el mensaje que ha venido a entregarte. La ansiedad desempeña una función en tu vida. Es la forma que tiene tu cuerpo de avisarte, de protegerte. En vez de verla como tu enemiga, considérala tu aliada. Préstale atención. Agradece su presencia y hazle saber que estás ahí para ella, que puedes oírla y reconocerla. Cuando la atiendas, desaparecerá.

9. Exprésate

Libera tus emociones. Deja que la ansiedad se exprese. Escribe. Colorea. Baila. Corre. Grita. Llora. Ríe. Las emociones negadas y la ansiedad no expresada acaban enquistándose, limitando nuestra vida, y pueden hacernos enfermar. Permite que se expresen como tú consideres y en un entorno seguro. La expresión emocional es una práctica imprescindible en tu camino hacia la sanación y la salud plena.

10. Piensa en positivo

Los pensamientos son el origen del sufrimiento. No consigues nada preocupándote antes de tiempo. Focalízate en lo que depende de ti y en lo que está en tus manos. Obsérvate con la voluntad de conocer tus patrones y hábitos mentales y detectar distorsiones cognitivas y creencias contraproducentes. Como los alimentos, los pensamientos pueden ser ansiolíticos o ansiogénicos. Haz que jueguen a tu favor y no en contra.

No te creas todo lo que piensas. Si los pensamientos no te ayudan, descártalos. No te aferres a ellos. No te quedes enganchado a lo que no te hace bien; no alimentes los pensamientos que te inquietan.

Y recuerda que puedes educar tu mente para pensar en positivo. La clave está en la repetición. Y, por lo tanto, práctica, práctica y más práctica.

Anexo 1

El círculo de la ansiedad

Mediante este diagrama he querido recopilar los principales factores involucrados en la etiología de la ansiedad. Te servirá para realizar un primer diagnóstico de las causas que pueden explicarla, con la voluntad de que puedas establecer medidas que te permitan reducir la ansiedad y mejorar la salud y la calidad de vida.

Verás que el diagrama está dividido en once círculos concéntricos. El más externo de todos está pensado para que puedas anotar comentarios en referencia a cada una de las variables. Por lo que respecta al resto de fragmentos, se dividen en diez sectores: el 1 corresponde al centro de la rueda y el 10 a la parte más externa. Se trata de que puntúes cada uno de los factores en función del grado con el que contribuyen positivamente a tu vida y que pintes el espacio que ocupan. Colorea en verde las puntuaciones del 7 al 10; en naranja, las del 4 al 6, y en rojo, las del 1 al 3. Por ejemplo: si puntúas la alimentación con un 8, pintarás en verde para este factor los sectores del 1 al 8.

Una vez completado, te ayudará a hacerte una idea muy visual de los aspectos a los que debes prestar mayor atención y de los patrones que debes modificar para disminuir tus niveles de ansiedad.

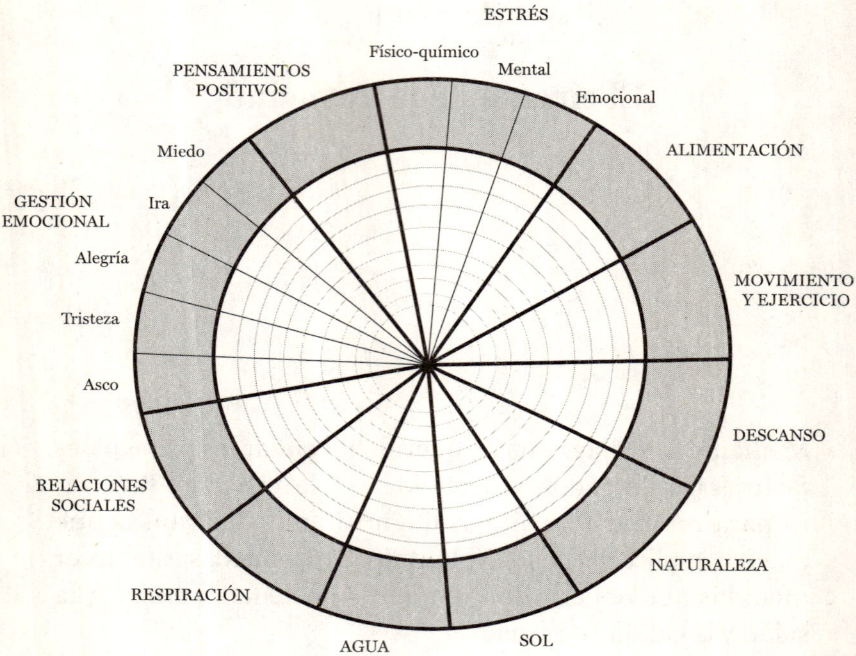

Antes de colorear, te recomiendo que te leas cada una de las explicaciones que encontrarás a continuación para cada factor, a fin de saber qué merece la pena que tengas en cuenta y cómo puntuarlos. Hay factores que puntúan a la inversa (en ese caso, te lo especificaré) y algunos de ellos se subdividen en varios elementos, como el estrés o la gestión emocional.

Estrés. Se trata de un factor que puntúa a la inversa, lo que significa que cuanto más estrés, menos puntuación (color rojo). Pintarás en verde si los niveles de estrés son bajos o están poco presentes en tu vida, y en naranja si están presentes pero sólo ocasionalmente o con una intensidad moderada. **Estrés físico-químico:** Se refiere al grado con el que estás en contacto con estresantes ambientales como el ruido, la contaminación atmosférica o la mala calidad de la iluminación. **Estrés emocional:** ¿Cómo son tus relaciones? ¿Tienes problemas con tu pareja, con tu familia, con tus compañeros de trabajo o con tus jefes? Marca también negativamente si te sientes agitado emocionalmente aunque no conozcas la causa de ello. **Estrés mental:** ¿Te sientes sobrepasado? ¿Tienes demasiadas cosas en la cabeza? ¿Sientes que no llegas a todo? Si éste es tu caso, puntúa bajo este factor y píntalo de color rojo.

Alimentación. ¿Sigues una alimentación variada y de calidad basada en alimentos reales, rica en frutas y verduras? Si ése es tu caso, puntúa positivamente y pinta de color verde. Si, en cambio, tu dieta es abundante en productos ultraprocesados industriales, azúcares, fritos o harinas refinadas, o bebes alcohol con regularidad, puntúa bajo y pinta de color rojo.

Ejercicio físico. ¿Te mueves con regularidad? ¿Haces ejercicio habitualmente? O, por el contrario, ¿te pasas la mayor parte del tiempo sentado y no practicas ningún deporte?

Descanso. ¿Cómo es tu sueño? ¿Duermes entre siete y nueve horas cada día? ¿Te levantas descansado?

Naturaleza. ¿Mantienes un contacto regular con el mundo natural? ¿Das paseos por el bosque o por la playa, o visitas espacios verdes urbanos regularmente? ¿Cultivas tu propio huerto o tienes plantas cerca de ti?

Sol. ¿Te da el sol directamente sobre la piel unos veinte minutos al día y en una superficie ancha de tu cuerpo? O, por el contrario, ¿te pasas el día encerrado en el interior de edificios?

Agua. ¿Bebes suficiente agua en función de tus requerimientos?

Respiración. ¿Respiras de manera profunda, abdominal y nasal? ¿O tienes una respiración superficial, localizada a la altura del pecho? ¿Es relajada o tensa y entrecortada?

Relaciones sociales. ¿Tu vida social es rica y plena? ¿Las personas que forman parte de tu red social te nutren y te ayudan a crecer como persona? ¿Te apoyan en los malos momentos? ¿Tienes con quién salir cuando te apetece? ¿O, por el contrario, tus contactos son reducidos y limitados, te sientes solo con frecuencia o las personas de las que te rodeas no te aportan cosas positivas?

Gestión emocional. ¿Eres capaz de sentir y expresar cada una de las emociones que aquí se mencionan? ¿O tienes dificultades con alguna de ellas? Puntúalas independientemente.

Pensamientos positivos. ¿Qué puntuación les darías? ¿Te son favorables o acostumbran a darte la lata? ¿Tienes tendencia a pensar en positivo o de forma catastrofista y negativa? ¿Dónde pones la atención, en el disfrute o en el dolor y el sufrimiento?

Anexo 2

Ejercicios respiratorios

Los ejercicios de respiración son muchos y diversos. Algunos tienen como objetivo incrementar tu estado de energía, preparándote, por ejemplo, para afrontar un nuevo día, mientras que otros fomentan un estado de relajación. Nos centraremos en el segundo tipo.

1. Respiración abdominal profunda

Es la más elemental y natural. Busca una postura en la que estés cómodo, ya sea sentado o tumbado. Recuerda adoptar una buena posición corporal, con la mandíbula relajada, la espalda recta y los hombros alineados con las orejas, sin forzarlos ni hacia delante ni hacia atrás.

La versión más sencilla consiste en inhalar profundamente por la nariz, enviando progresivamente el aire hacia la región abdominal (debes notar cómo la barriga se va hinchando) y espirar, sacando el aire por la nariz mientras notas cómo la barriga se va deshinchando poco a poco. Coloca una mano sobre la barriga para notar cómo se mueve. Puedes repetir este proceso cuantas veces quieras. Si eres nuevo en esta práctica, te recomiendo que durante las primeras semanas realices este ejercicio al menos tres veces al día durante tres minutos. Te ayudará a aprender a respirar de esta forma, que es más eficiente que la respiración torácica, y al mismo tiempo sentirás cómo tu mente se calma y tu cuerpo se llena de energía.

Cuando ya estés familiarizado con este ejercicio, te invito a dar un paso más. El procedimiento es el mismo, pero ahora, al inspirar, a medida que la barriga se hincha, sigue enviando aire a la región torácica mientras notas cómo el pecho se expande y las costillas se ensanchan. Primero debería llenarse la barriga de aire y después deberían ensancharse las costillas, en este orden. Relaja al espirar mientras vuelves a la posición de partida. Repítelo diez veces.

Y cuando ya domines esta parte, te invito a iniciar un nuevo ciclo, pero en esta ocasión intenta retener el aire durante cuatro segundos después de inspirar y espirar. Repite este ciclo cinco veces.

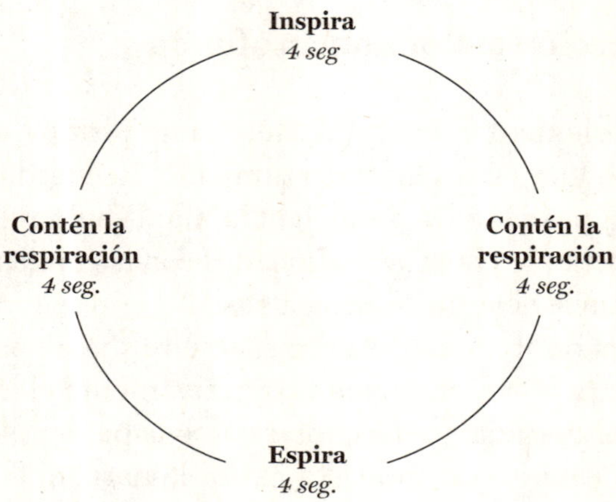

Nota: las retenciones no están indicadas en personas que sufran hipertensión así como otros problemas cardiovasculares o problemas neurológicos. En estos casos se puede realizar el mismo ejercicio pero sin contener la respiración.

En todos los casos es importante que intentes mantener un ritmo y que dediques los mismos segundos a inspirar que a espirar. Puedes empezar con inspiraciones/espiraciones de cuatro segundos e ir ampliándolas hasta llegar a ocho. Es más importante que el tiempo sea constante que el rato que dediques a cada ciclo. Encuentra el ritmo en el que te sientas cómodo y mantenlo.

Otra variante consiste en inspirar hasta tu máxima capacidad, a continuación retener la respiración y luego exhalar progresivamente hasta sacar todo el aire que puedas; también el residual, que pasa totalmente inadvertido cuando respiramos naturalmente. Para expulsar ese aire restante de los pulmones seguramente deberás hacer fuerza con los músculos abdominales. Cuando ya no puedas expulsar más aire, aguanta durante unos segundos. Inhala de nuevo y repite el ciclo. Este ejercicio te ayudará a renovar el aire y a eliminar toxinas. Puedes repetirlo tres veces, puesto que es más intenso que los anteriores.

Comprueba cómo te sientes antes y después de cada práctica, y anótalo.

2. Respiraciones alternas

Se trata de una respiración metódica que actúa sobre el sistema nervioso central y favorece la relajación y un sueño reparador. Por lo tanto, puedes practicarla por la tarde o antes de acostarte.

Empieza siempre realizando tres respiraciones naturales, observando cómo estás aquí y ahora. Sin forzar. A continuación, en una postura cómoda, tapa la fosa nasal derecha con el dedo pulgar e inspira por la otra durante cuatro u ocho segundos (cuenta mentalmente); tapa luego con el dedo anular la fosa nasal izquierda, exhala y libera el aire durante el mismo tiempo. Repite el ciclo, pero esta vez cogiendo aire por el lado izquierdo y tapándote el derecho, y expulsándolo por el derecho y tapándote el izquierdo. Empieza realizando este ejercicio durante tres ciclos y ve incrementando las repeticiones a medida que te sientas cómodo. Es importante respetar tu cuerpo y no fatigarlo.

Como en el ejercicio anterior, también puedes realizar respiraciones alternas conteniendo el aire una vez llegues al final de la inspiración, tapando el orificio nasal que estaba destapado. Procede de la siguiente manera: 1) Tapa suavemente con el dedo pulgar de la mano derecha la fosa nasal derecha. 2) Inspira por el lado izquierdo contando hasta cuatro. 3) Tapa la fosa nasal izquierda con el dedo anular, manteniendo también tapada la derecha. Contén el aire durante cuatro tiempos. 4) Destapa el orificio nasal derecho y espira hasta cuatro. 5) Reinicia el proceso, pero en esta ocasión empezando la inspiración por el lado derecho. Intenta mantener el ritmo en cada fase (inspiración, retención y espiración). Repítelo tres veces.

No hace falta que presiones con fuerza con el dedo, basta con que tapes suavemente el orificio nasal correspondiente.

Agradecimientos

A mis padres, por todo lo que me han dado, por preocuparse por mi educación y formación y facilitarla, y por los valores que me han transmitido. A mi madre, por tanto. Por todo. Por quererme y ocuparse de mí como lo hizo, por priorizarme siempre. Por protegerme incondicionalmente. Por todos los ratos compartidos, por el tiempo infinito que me dedicó, por tantas y tantas horas ayudándome con los deberes y los estudios. ¡Gracias por regalarme todo ese tiempo tan preciado y por ayudarme tanto! Mis éxitos también son los tuyos. A mi padre, por sembrar en mí la semilla de la espiritualidad, por introducirme en el mundo de las terapias naturales y despertar mi interés por los alimentos-medicina, y por todos los platos preparados con amor. A Iker, por abrazarme en los buenos y en los malos momentos, por todo lo que me enseñas cada día, por respetarme siempre y por darme el empujón que a veces me falta e impulsarme a ir un poco más allá. A Nahia, de quien aprendo cada día. Por cada una de las risas que nos regala. Tu sonrisa es el mejor antídoto contra cualquier mal. A Jorge, por descubrirme el apasionante mundo de los «para qués» y por introducirme en los 5 Ritmos. A Noelia, por posibilitar y sostener espacios de sanación y de vida a través de esta práctica que transformó mi vida, por su entusiasmo, por su pasión y creatividad, por ser pura inspiración en movimiento. ¡Gracias por catalizar todos estos cambios y hacerlo posible! A Gloria, por acompañarme durante todo este tiempo, por ayudarme a legitimarme y ser la voz que me falta, por estar siempre ahí, por contribuir a hacer visible lo que mis ojos a veces no ven, por su intuición, fidelidad y profesionalidad. A Grupo Planeta, por interesarse por el libro y darme esta oportunidad. Gracias también a todas las personas que han formado parte de mi camino, en especial a ésas con las que he tenido la suerte de establecer un vínculo más cercano e íntimo, por todos los momentos compartidos y por todo lo que he aprendido. Todos vosotros formáis parte, de una forma u otra, de este libro. Por lo tanto, ¡gracias!